QUANDO VOCÊ ESTIVER ANSIOSO

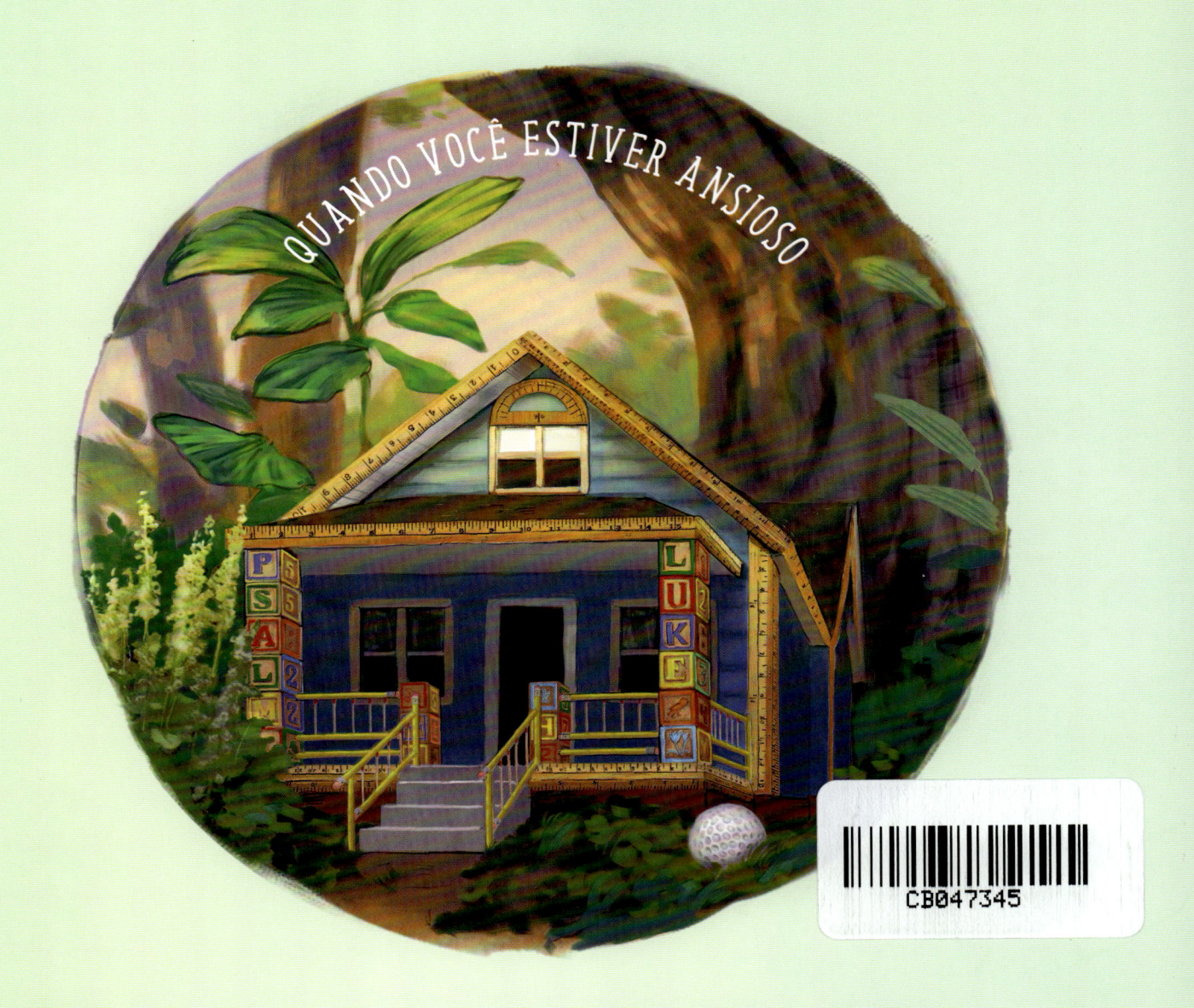

O esconderijo de Zoe

DAVID POWLISON
Organizador

JOE HOX
Ilustrador

P888e Powlison, David, 1949-
	O esconderijo de Zoe : quando você estiver ansioso / David Powlison, organizador ; Joe Hox, ilustrador ; [tradução: Meire Santos]. – São José dos Campos, SP: Fiel, 2021.
	1 volume (não paginado) : il. color.
	Tradução de: Zoe's hiding place : when you are anxious.
	ISBN 9786557230145 (brochura)
	       9786557230152 (epub)

	1. Ansiedade – Aspectos religiosos – Cristianismo – Literatura infantojuvenil. 2. Medo – Aspectos religiosos – Cristianismo – Literatura infantojuvenil. I. Título.
	                                                                CDD: 242.62

Catalogação na publicação: Mariana C. de Melo Pedrosa – CRB07/6477

Criação da história por Jocelyn Flenders, uma mãe que faz ensino domiciliar, escritora e editora que mora no subúrbio da Filadélfia. Formada no Lancaster Bible College, com experiência em estudos interculturais e aconselhamento, a série "Boas-novas para os coraçõezinhos" é sua primeira obra publicada para crianças.

O esconderijo de Zoe: quando você estiver ansioso

Traduzido do original em inglês
Zoe's Hiding Place: when you are anxious.

Copyright do texto ©2018 por David Powlison
Copyright da ilustração ©2018 por New Growth Press

Publicado originalmente por
New Growth Press, Greensboro, NC 27404, USA

Copyright © 2018 Editora Fiel
Primeira edição em português: 2021

Todos os direitos em língua portuguesa reservados por Editora Fiel da Missão Evangélica Literária. Proibida a reprodução deste livro por quaisquer meios sem a permissão escrita dos editores, salvo em breves citações, com indicação da fonte.

Diretor: Tiago Santos
Editora: Renata do Espírito Santo
Coordenação Editorial: Gisele Lemes
Tradução: Meire Santos
Revisão: Shirley Lima
Adaptação Diagramação e Capa: Rubner Durais
Design e composição tipográfica capa/interior: Trish Mahoney
Ilustração: Joe Hox
ISBN impresso: 978-65-5723-014-5
ISBN eBook: 978-65-5723-015-2

Impresso em Abril de 2024, em papel couche fosco 150g na Hawaii Gráfica e Editora

Caixa Postal 1601
CEP: 12230-971
São José dos Campos, SP
PABX: (12) 3919-9999
www.editorafiel.com.br

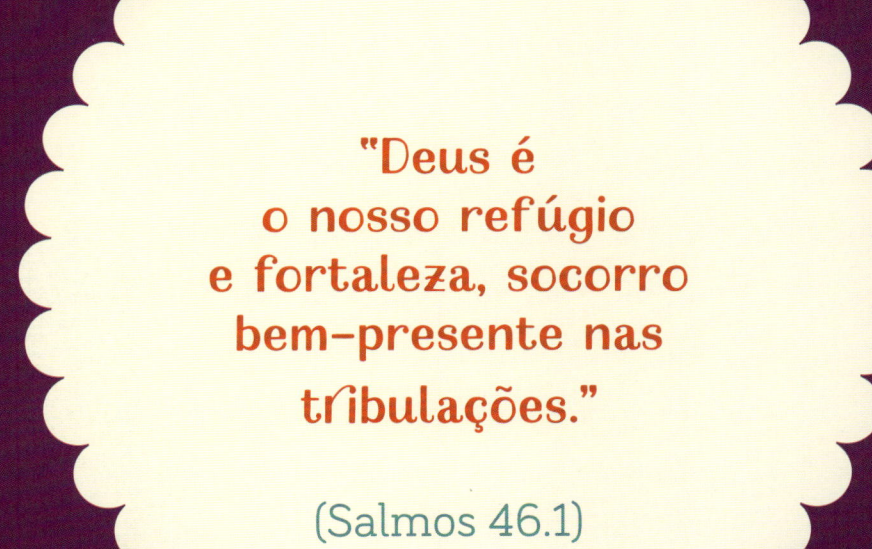

"Deus é
o nosso refúgio
e fortaleza, socorro
bem-presente nas
tribulações."

(Salmos 46.1)

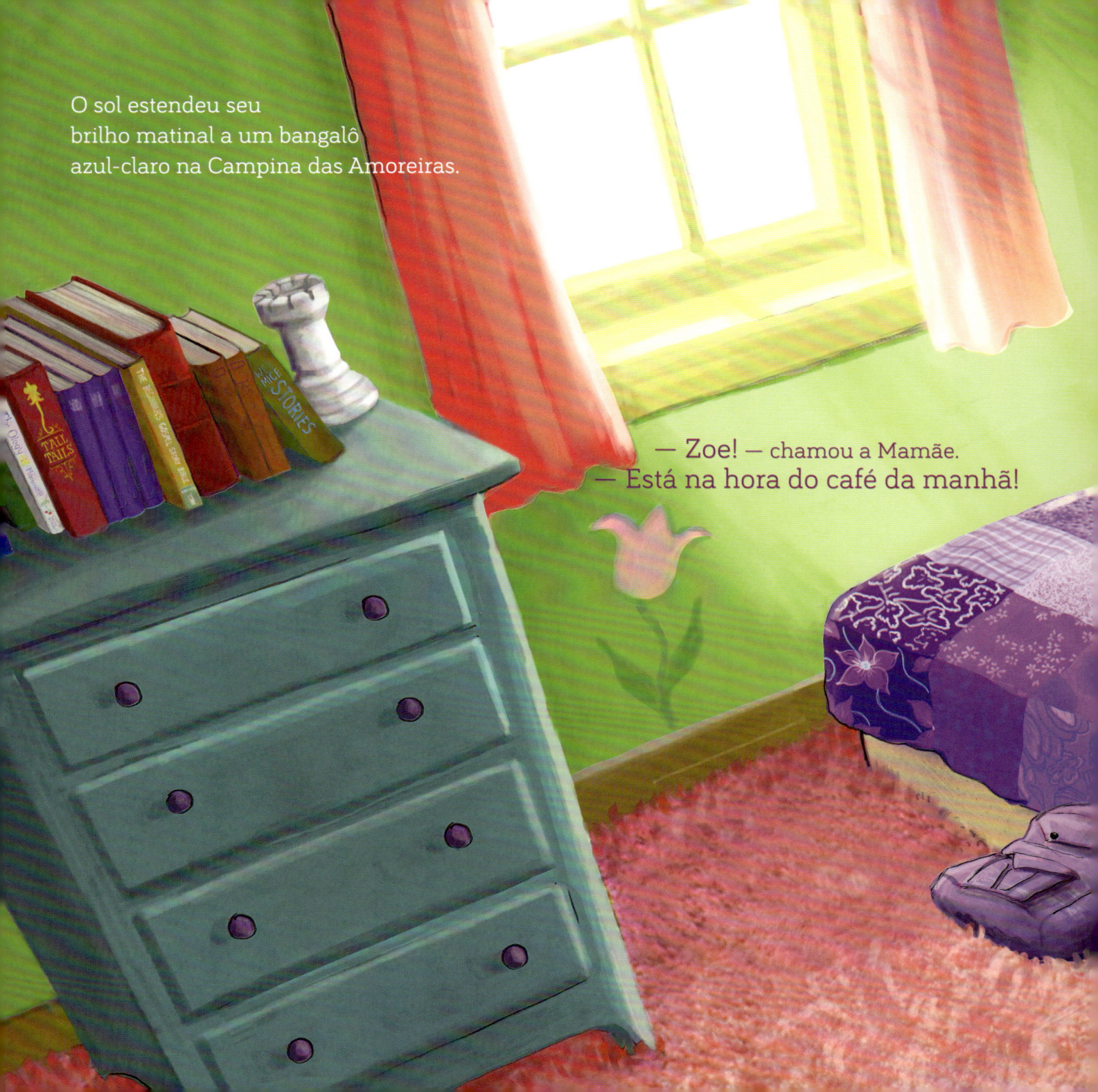

O sol estendeu seu brilho matinal a um bangalô azul-claro na Campina das Amoreiras.

— Zoe! — chamou a Mamãe.
— Está na hora do café da manhã!

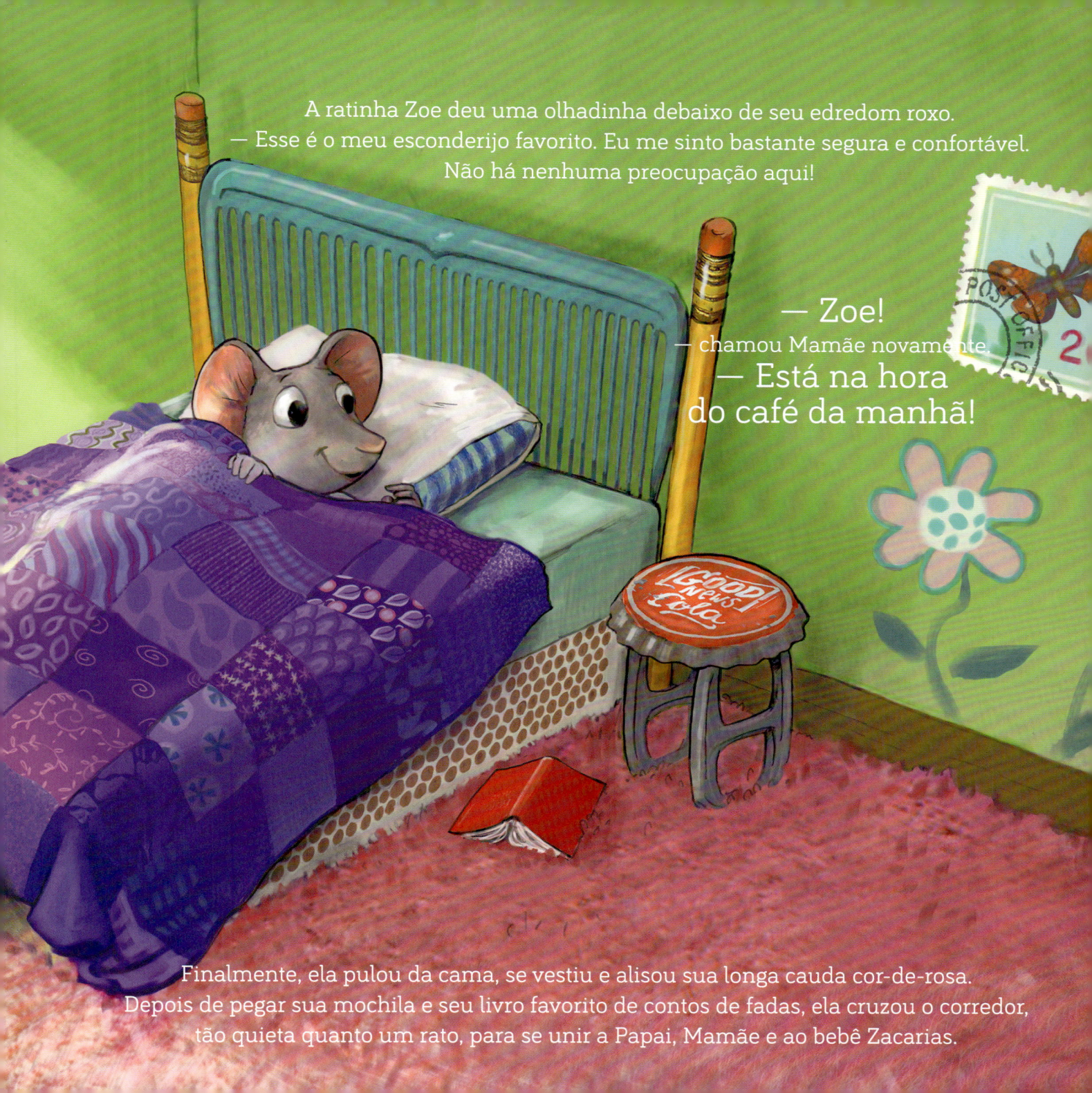

A ratinha Zoe deu uma olhadinha debaixo de seu edredom roxo.
— Esse é o meu esconderijo favorito. Eu me sinto bastante segura e confortável. Não há nenhuma preocupação aqui!

— Zoe! — chamou Mamãe novamente. — Está na hora do café da manhã!

Finalmente, ela pulou da cama, se vestiu e alisou sua longa cauda cor-de-rosa. Depois de pegar sua mochila e seu livro favorito de contos de fadas, ela cruzou o corredor, tão quieta quanto um rato, para se unir a Papai, Mamãe e ao bebê Zacarias.

— Bom dia!
— bradou ela.

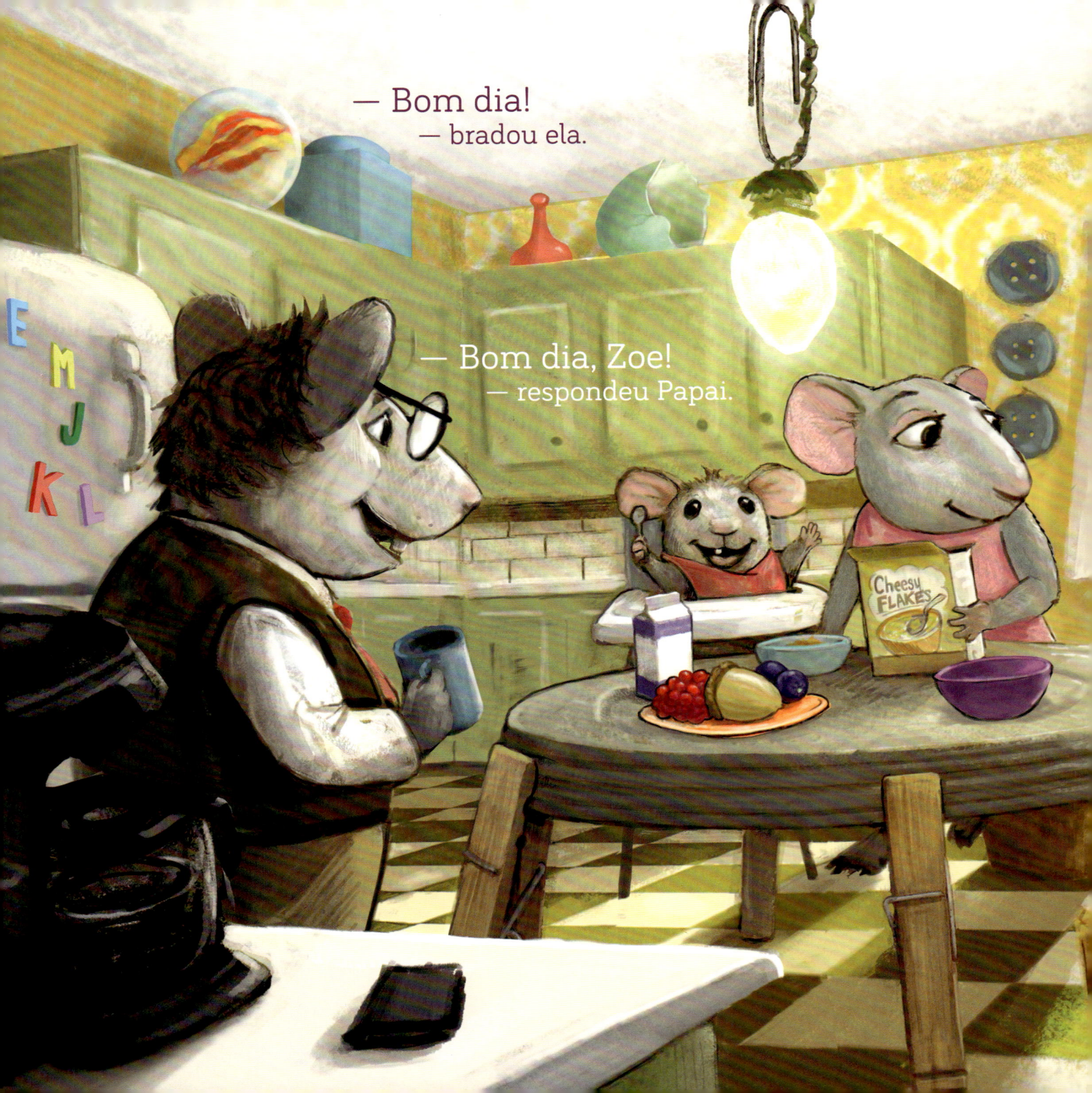

— Bom dia, Zoe!
— respondeu Papai.

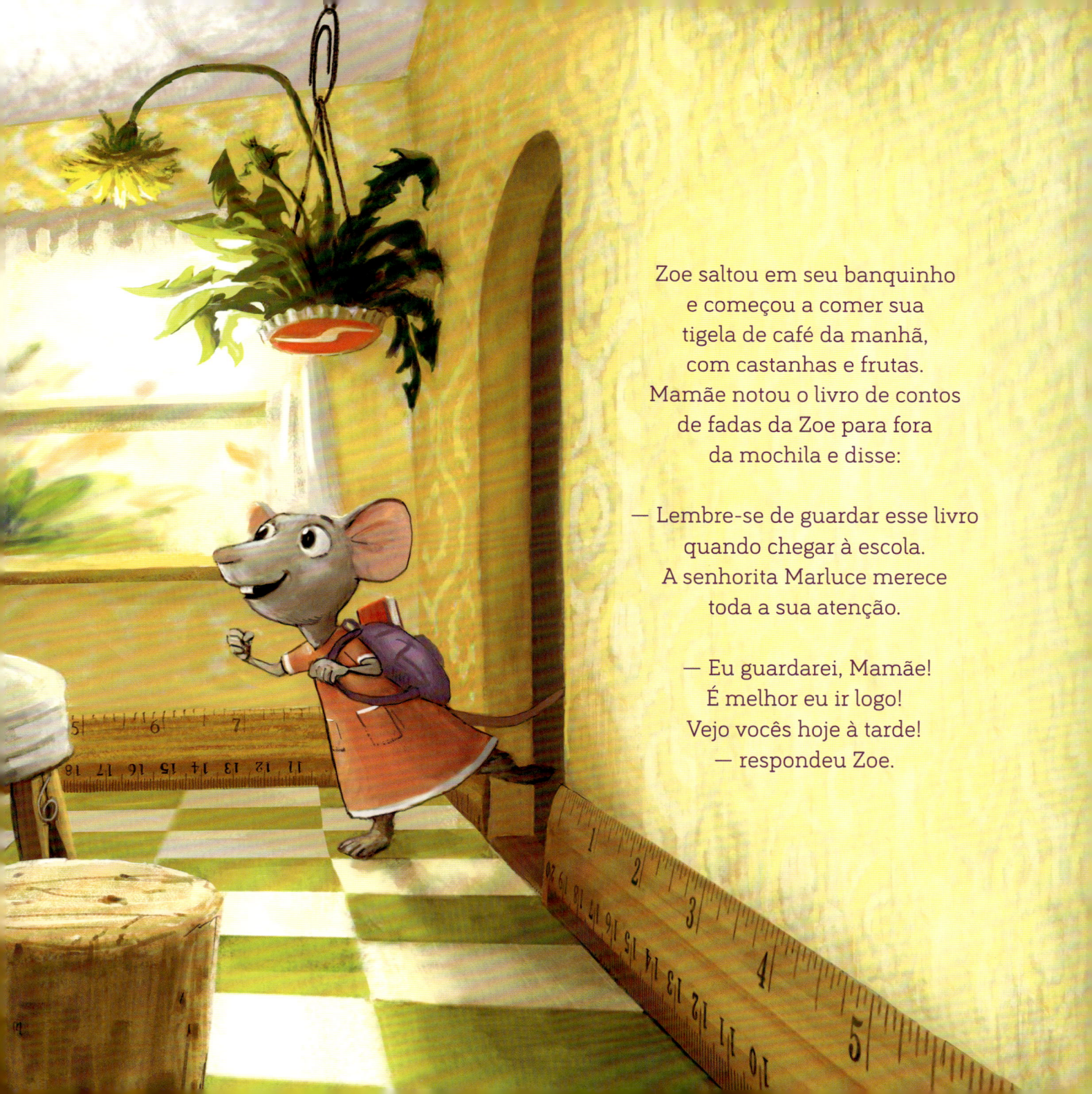

Zoe saltou em seu banquinho
e começou a comer sua
tigela de café da manhã,
com castanhas e frutas.
Mamãe notou o livro de contos
de fadas da Zoe para fora
da mochila e disse:

— Lembre-se de guardar esse livro
quando chegar à escola.
A senhorita Marluce merece
toda a sua atenção.

— Eu guardarei, Mamãe!
É melhor eu ir logo!
Vejo vocês hoje à tarde!
— respondeu Zoe.

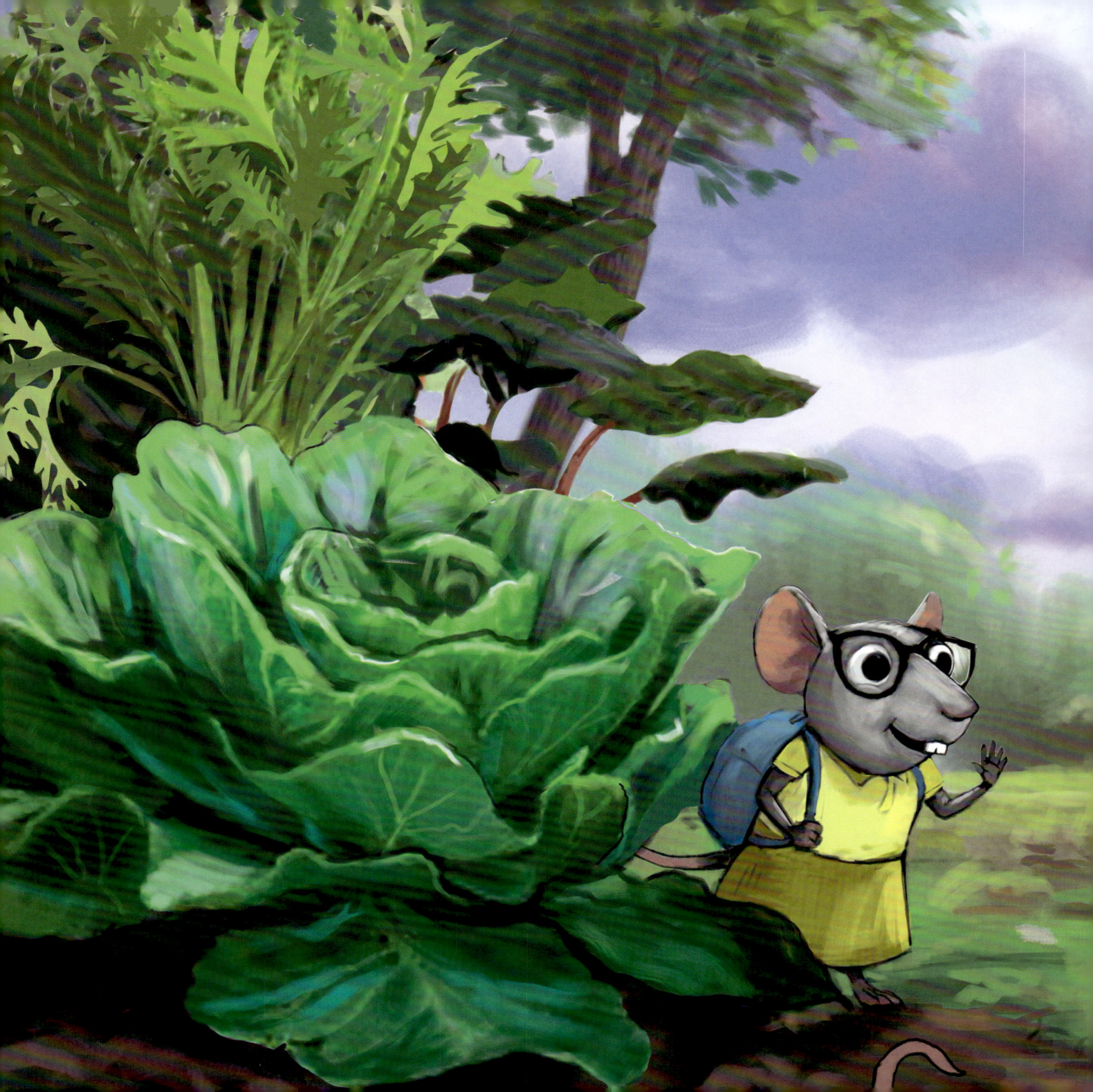

Com uma longa caminhada até a escola, Zoe estava livre para mergulhar em seu livro. Ela leu um pouco, depois caminhou mais um pouco, leu e caminhou, imaginando cada um dos detalhes e todos eles juntos. Ela quase não se deu conta de que Layla, sua amiga, se juntara a ela ao longo do caminho.

Layla interrompeu os pensamentos de Zoe com seu repertório habitual de perguntas:
— Bom dia, Zoe! O que você está lendo?
Você gostaria de sentar ao meu lado na hora da aula?

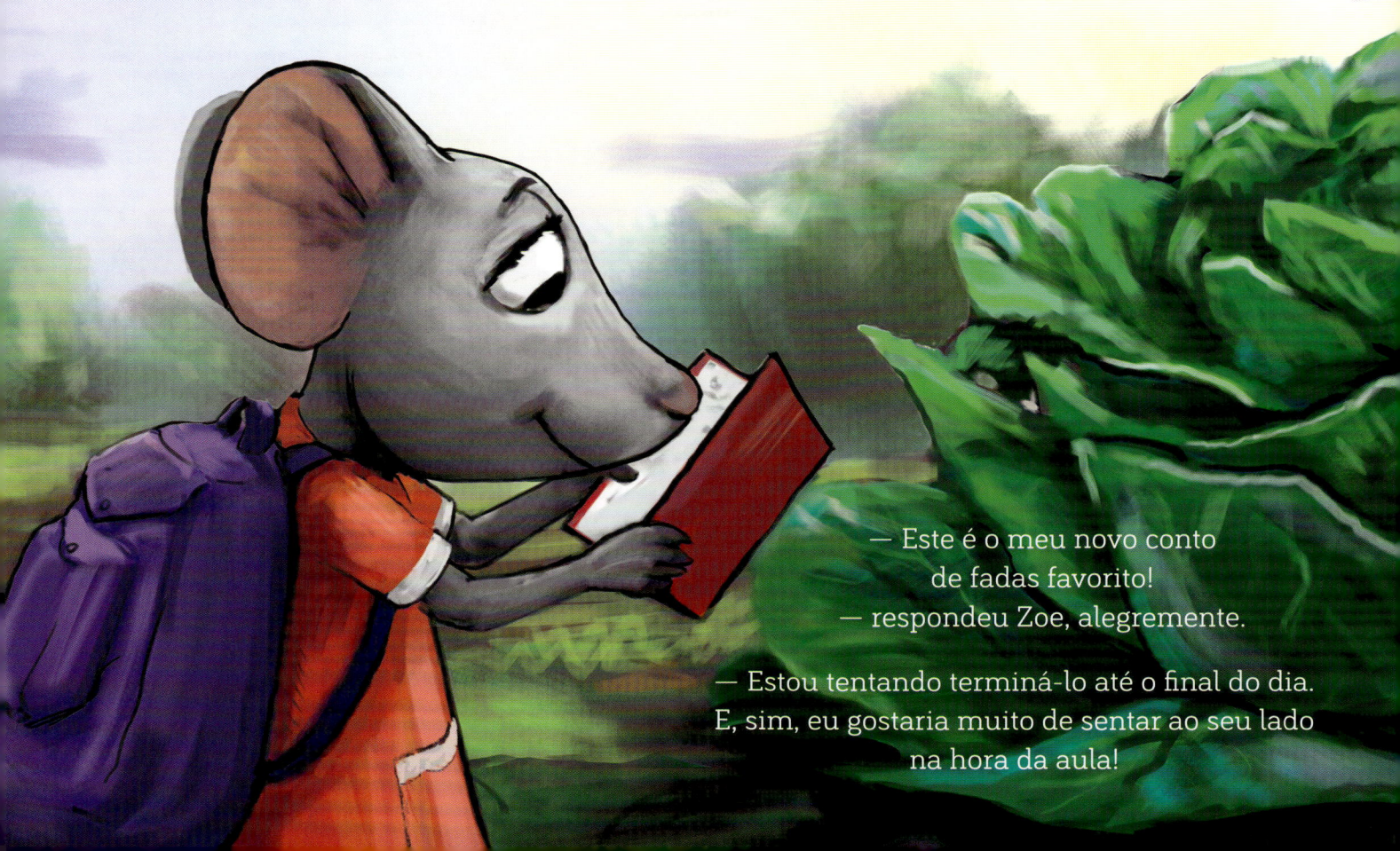

— Este é o meu novo conto de fadas favorito! — respondeu Zoe, alegremente.

— Estou tentando terminá-lo até o final do dia. E, sim, eu gostaria muito de sentar ao seu lado na hora da aula!

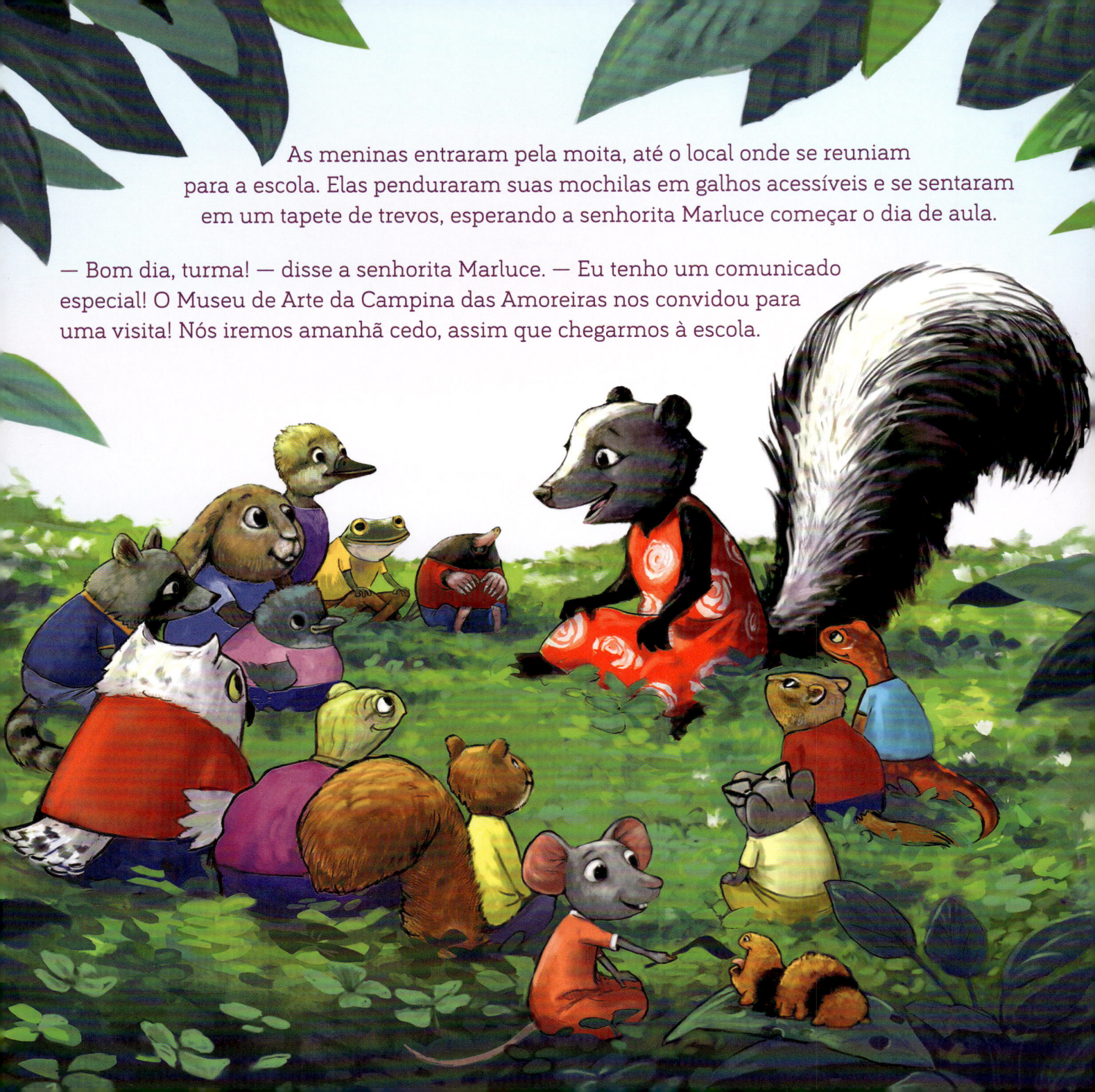

As meninas entraram pela moita, até o local onde se reuniam para a escola. Elas penduraram suas mochilas em galhos acessíveis e se sentaram em um tapete de trevos, esperando a senhorita Marluce começar o dia de aula.

— Bom dia, turma! — disse a senhorita Marluce. — Eu tenho um comunicado especial! O Museu de Arte da Campina das Amoreiras nos convidou para uma visita! Nós iremos amanhã cedo, assim que chegarmos à escola.

Layla voltou-se para Zoe e cochichou:
— Não vai ser maravilhoso amanhã!? Mal posso esperar!
Com o pensamento longe, Zoe perguntou:
— Mal pode esperar pelo quê?

— Você não ouviu o que a senhorita Marluce disse? Nós vamos ao museu de arte amanhã! Não vou conseguir pensar em nada mais pelo resto do dia! — disse Layla.

— Ótimo — suspirou Zoe.
Mas Zoe não sentia que estava ótimo.

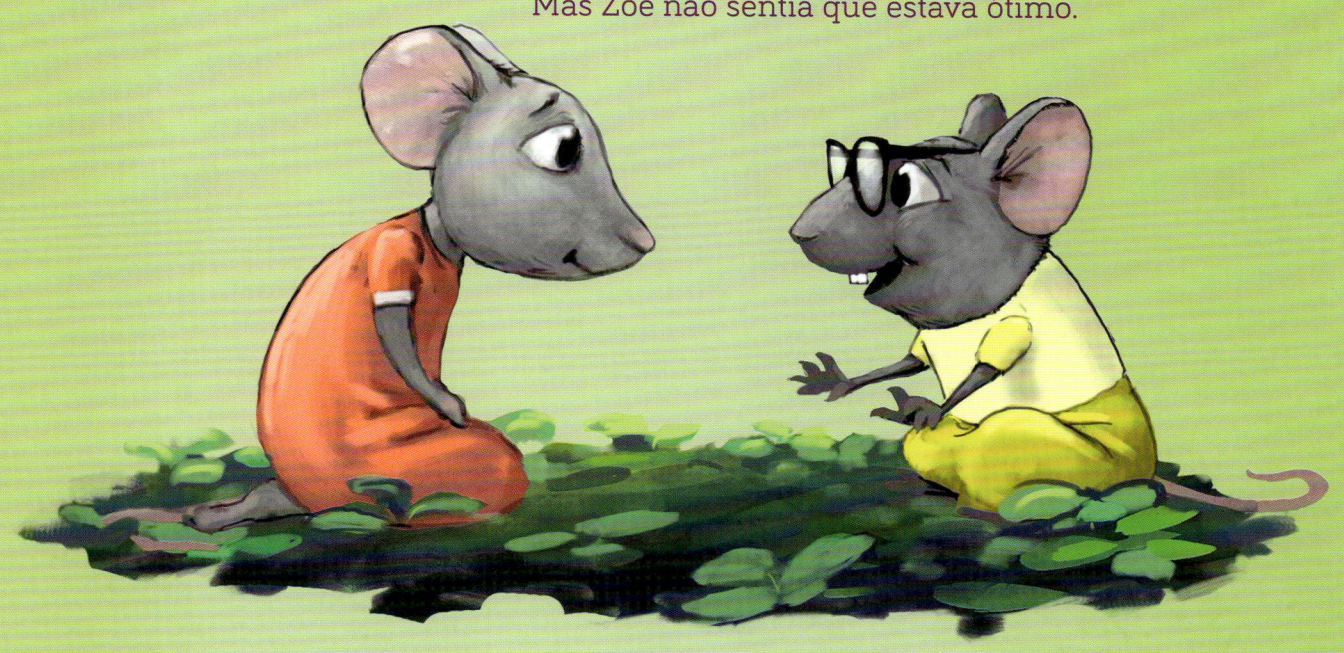

Em sua última visita ao museu de arte, havia uma pintura que lembrava a ela o seu conto de fadas favorito. E ela estava tão ocupada olhando que não percebeu que a turma já estava indo embora. Quando ela olhou à sua volta, não sabia o que fazer ou para onde ir.

"ERA COMO SE EU ESTIVESSE SOZINHA PARA SEMPRE.
Nunca mais quero ir àquele museu novamente!", pensou ela.

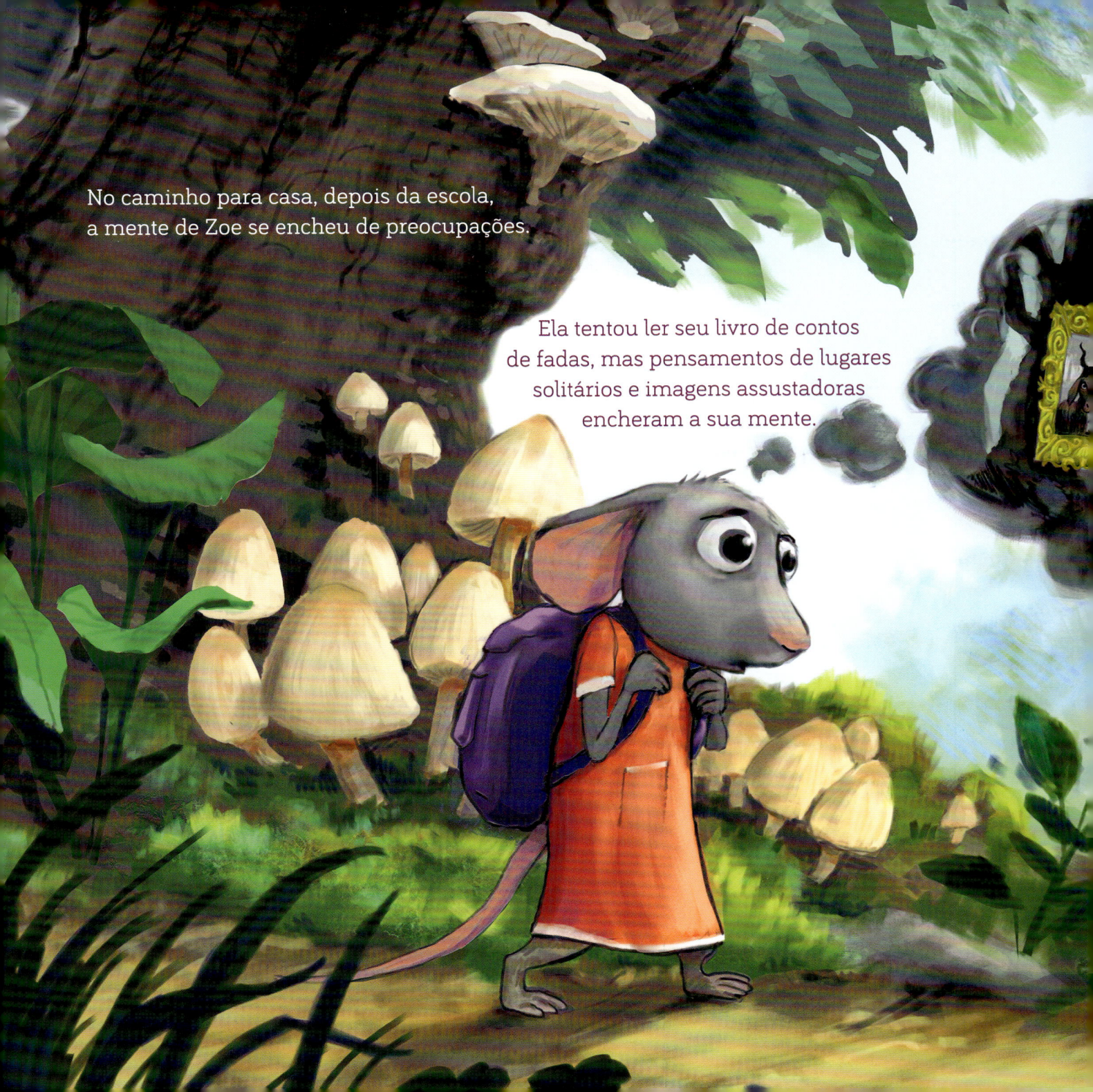

No caminho para casa, depois da escola, a mente de Zoe se encheu de preocupações.

Ela tentou ler seu livro de contos de fadas, mas pensamentos de lugares solitários e imagens assustadoras encheram a sua mente.

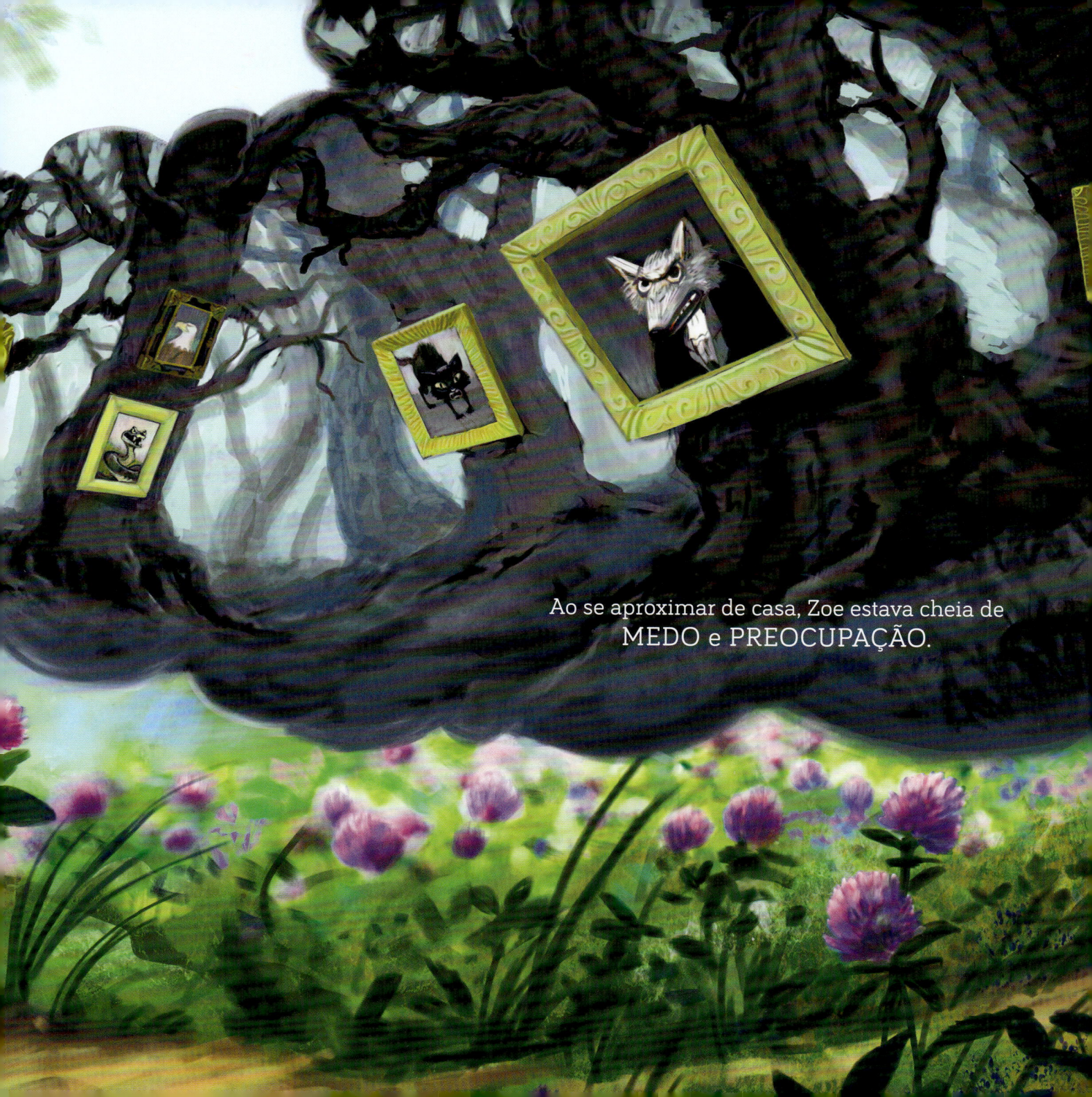

Ao se aproximar de casa, Zoe estava cheia de
MEDO e PREOCUPAÇÃO.

Quando entrou em casa, Zoe passou rapidamente pela Mamãe e o bebê Zacarias. Ela foi direto para o seu quarto, para ficar sozinha debaixo do seu edredom roxo seguro. Alguns minutos depois, Mamãe veio vê-la. Zoe se aventurou a olhar para fora do edredom e, aos poucos, começou a compartilhar suas preocupações com a Mamãe. Ela era uma boa ouvinte.

— Todo rato tem as suas preocupações.
— Certamente posso entender por que você se sente ansiosa — disse Mamãe.

— NÓS REALMENTE NOS LEMBRAMOS DOS PROBLEMAS.
E IMAGINAMOS QUE PODEM ACONTECER NOVAMENTE.

— Ficamos com medo e ansiosos. Queremos nos sentir seguros. Foi assim que Deus nos fez. Parece que você quer ficar em casa em vez de ir ao passeio? — perguntou Mamãe.

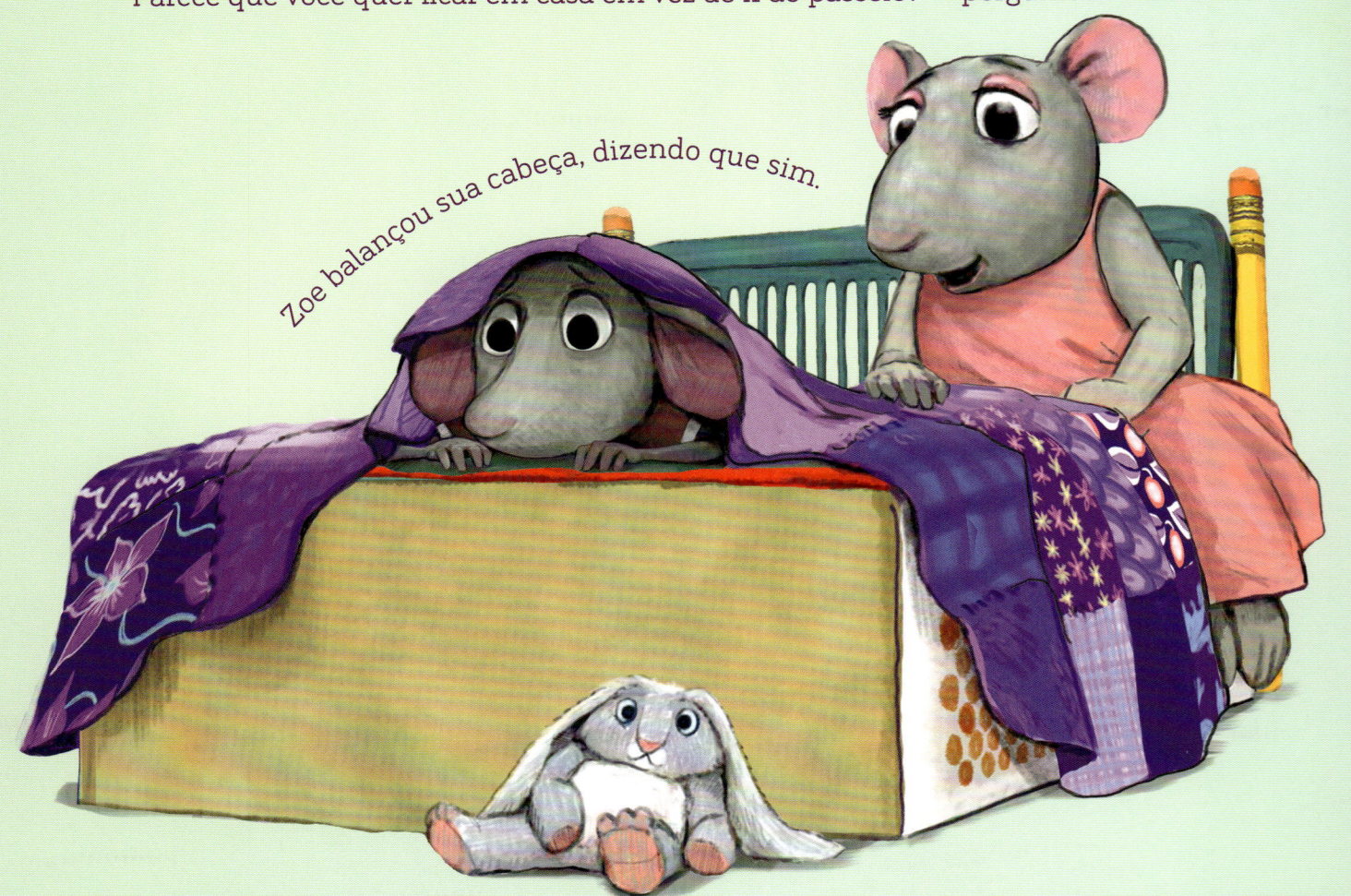

Zoe balançou sua cabeça, dizendo que sim.

— A preocupação quer que você acredite que está completamente sozinha e que Deus não está com você para protegê-la — continuou Mamãe.

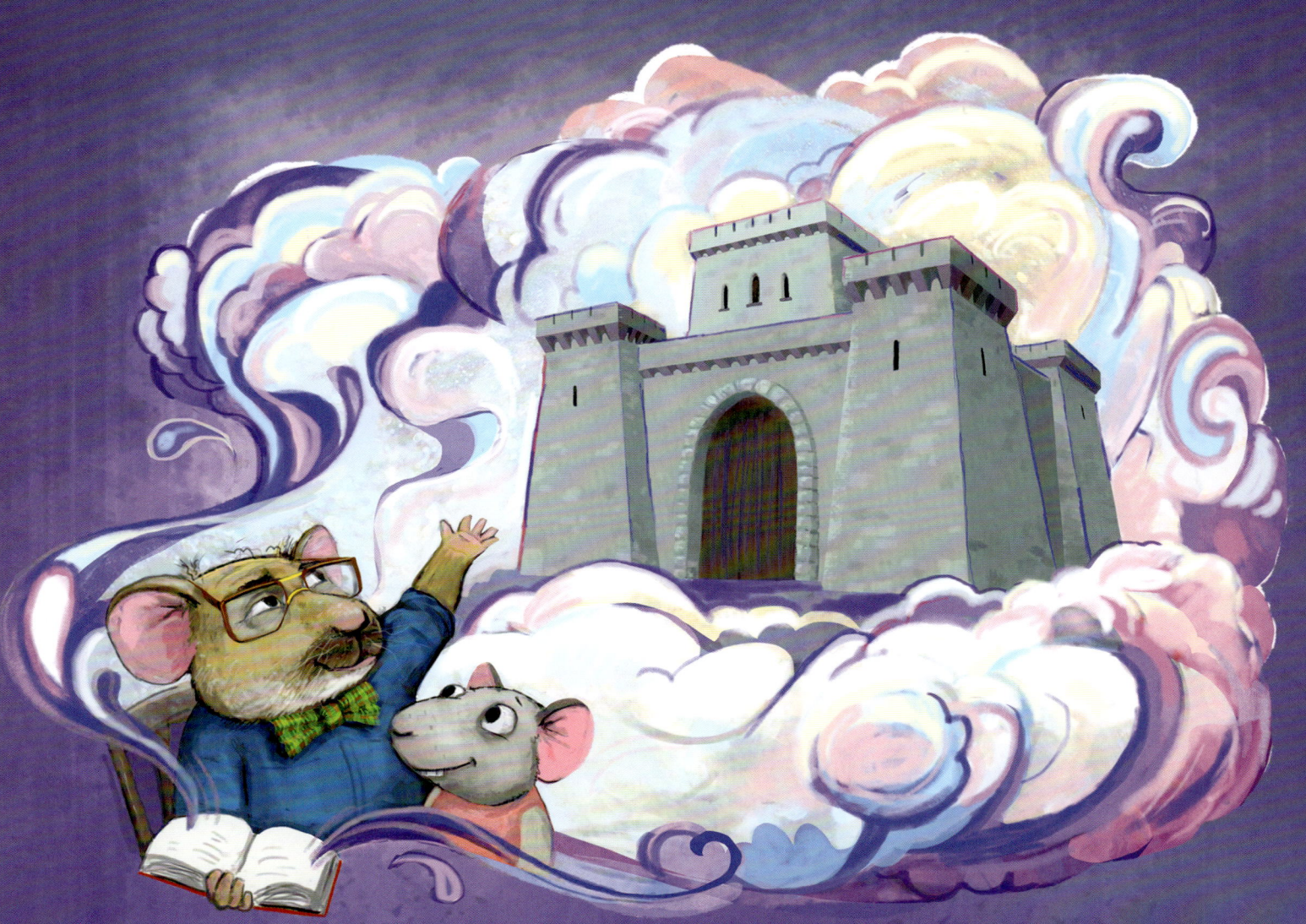

— Mas isso não é verdade. Jesus está com você. Ele se importa com você. Eu tinha muitos medos e preocupações quando era jovem. O seu avô costumava ler o Grande Livro para mim. Há um versículo naquele livro que diz:

"DEUS É O SEU REFÚGIO. UM LUGAR PROTEGIDO DE PROBLEMAS E DE MEDO".

Esse versículo é verdadeiro! Você pode confiar em Deus para mantê-la segura.

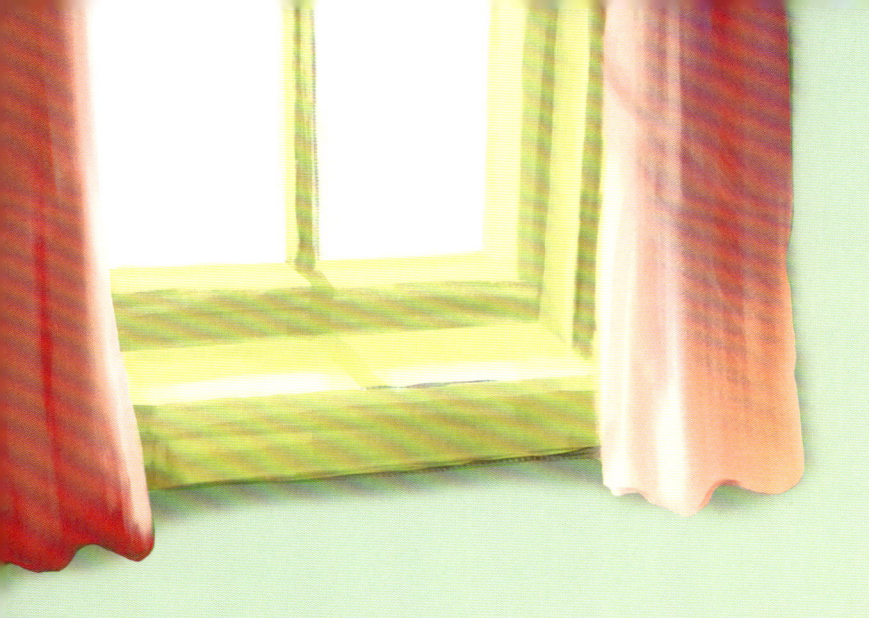

— Deus me faz lembrar meu edredom roxo
— disse Zoe de debaixo do seu edredom.

— Sim, mas ele é muito melhor — respondeu Mamãe.
— Deus está sempre conosco. Outro lugar no Grande Livro diz:

"NUNCA DEIXAREI OU ABANDONAREI VOCÊ, VOCÊ É MEU".

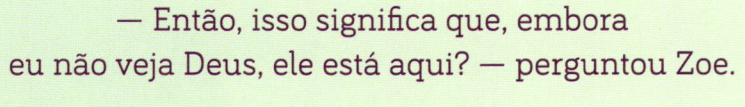

— Então, isso significa que, embora
eu não veja Deus, ele está aqui? — perguntou Zoe.

— Sim — disse Mamãe.

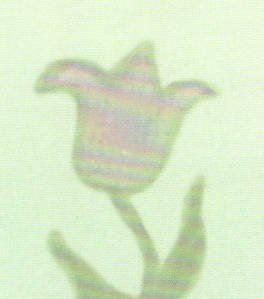

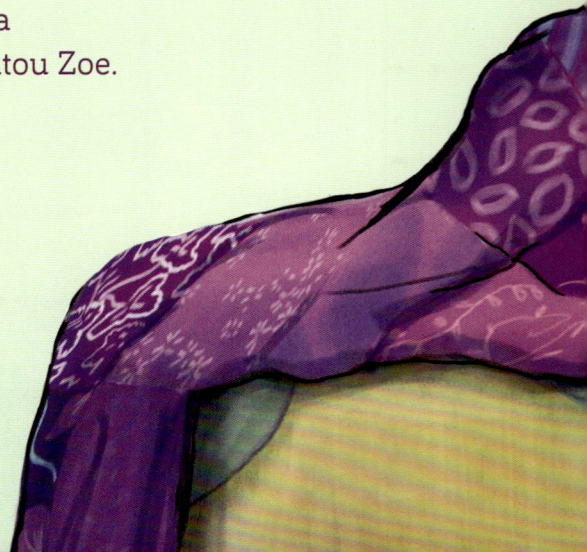

— Aonde você for, Jesus estará com você. Eu também tenho as minhas preocupações. Mas peço a ajuda de Jesus. Você não pode mudar o amanhã por se preocupar. Mas pode contar as suas preocupações a Jesus.

TRANSFORME CADA TEMOR EM UMA ORAÇÃO. ELE AJUDARÁ VOCÊ.

— E não se esqueça de quão importante é ouvir cuidadosamente as pessoas que estão encarregadas de manter você em segurança. Algumas de suas preocupações podem ser evitadas se você ouvir atentamente quando a senhorita Marluce estiver falando — disse Mamãe.

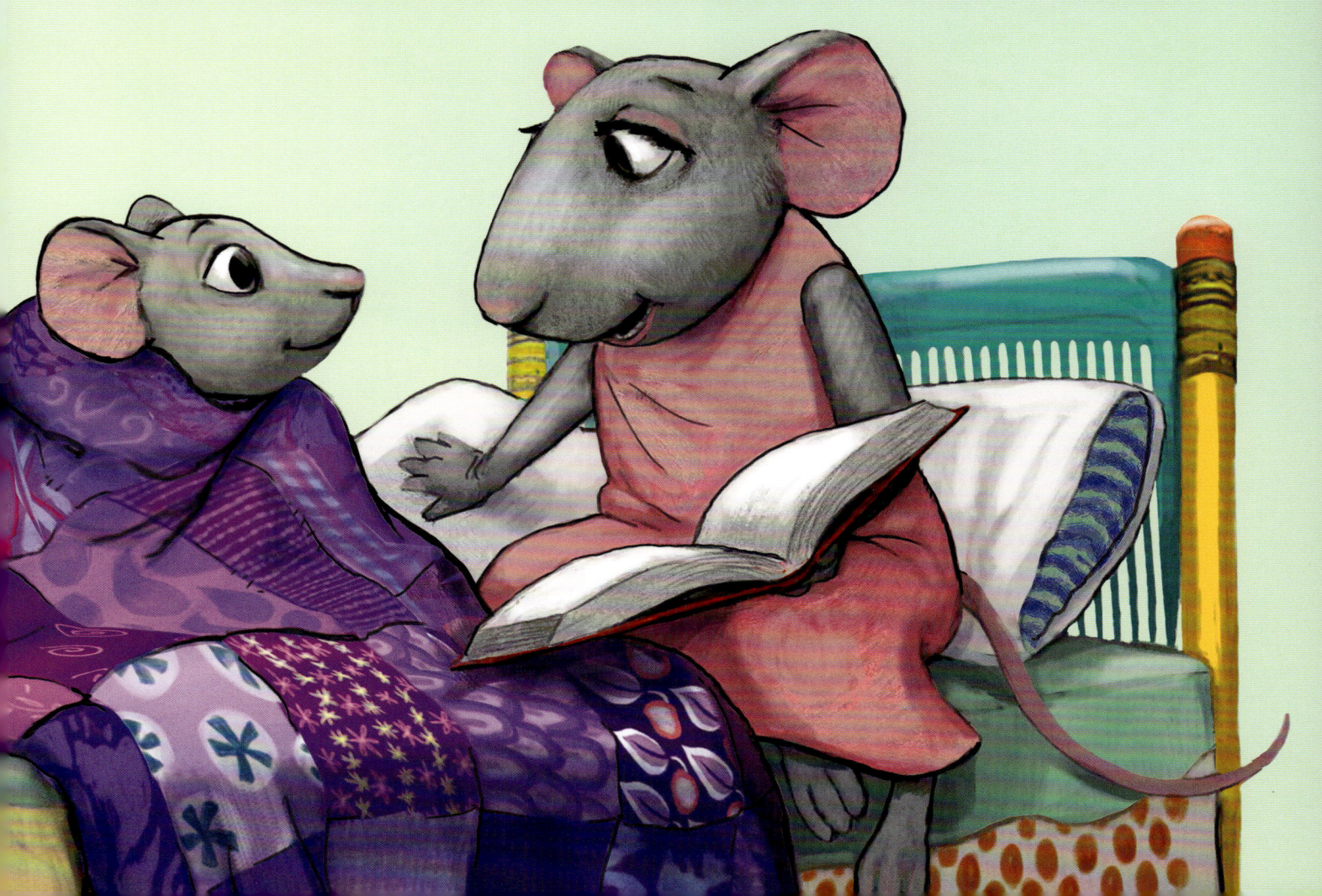

No dia seguinte, Zoe acordou. Durante a noite, pensamentos assustadores haviam enchido a sua mente. Mas, então, Zoe se lembrou de sua conversa com a Mamãe. "Jesus está comigo. Jesus quer me ajudar."

Zoe orou:
— Jesus, eu sei que tenho dificuldade para ouvir e prestar atenção. Estou preocupada com a possibilidade de que, hoje, no museu, eu não ouça e acabe me perdendo.

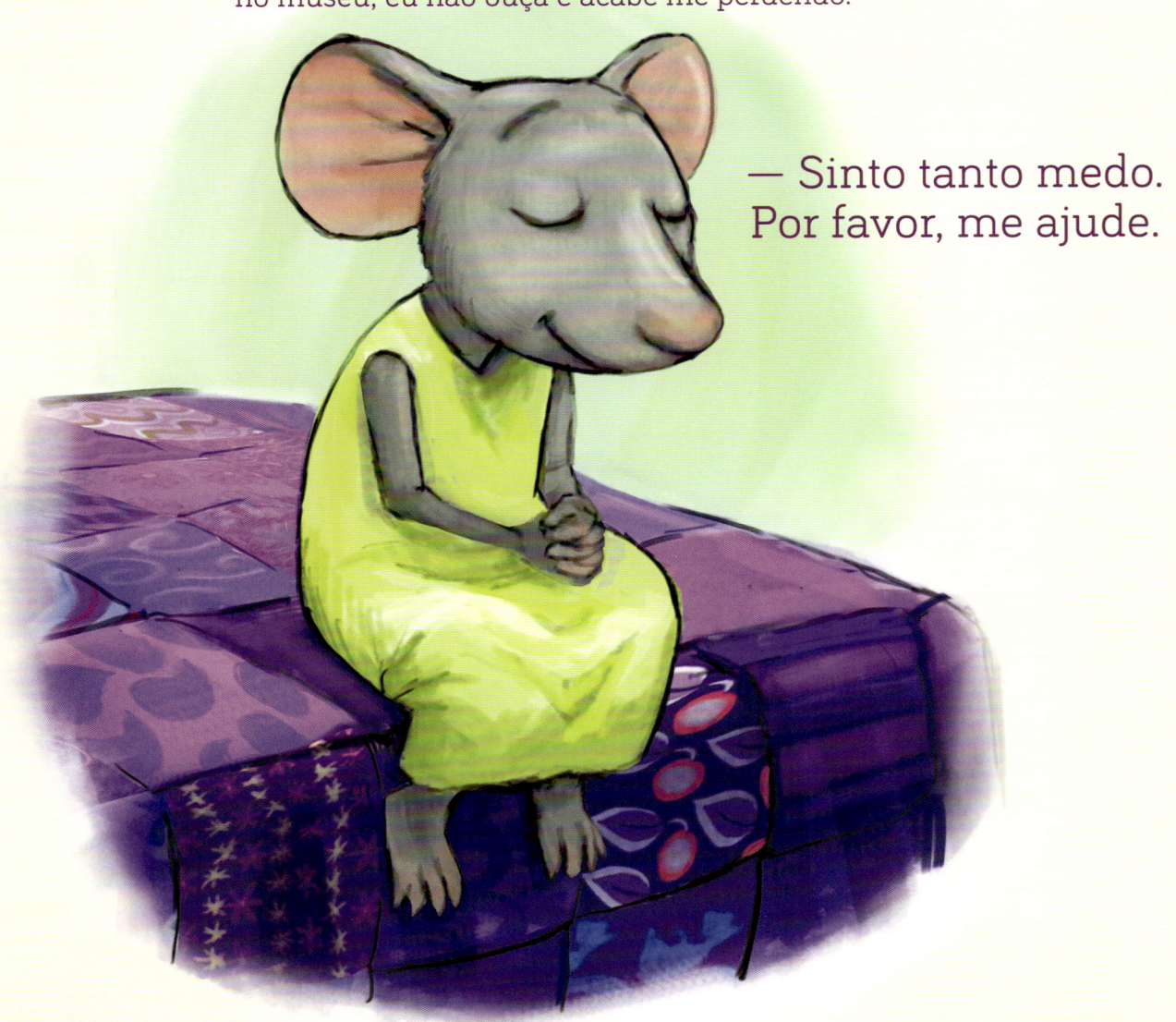

— Sinto tanto medo. Por favor, me ajude.

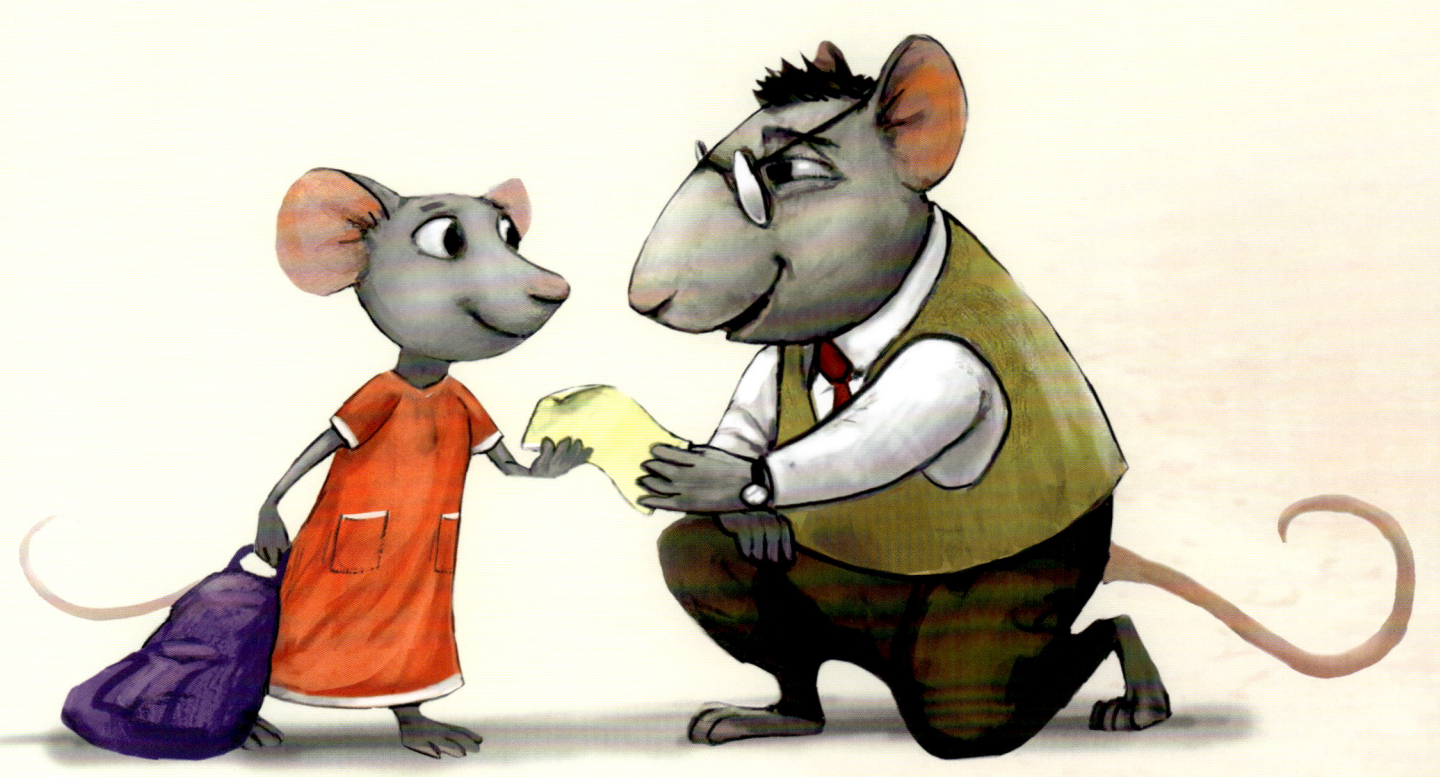

Quando Zoe estava saindo para a escola, Papai entregou a ela um pedaço de papel com algumas palavras do Grande Livro. Ela colocou o versículo no bolso.

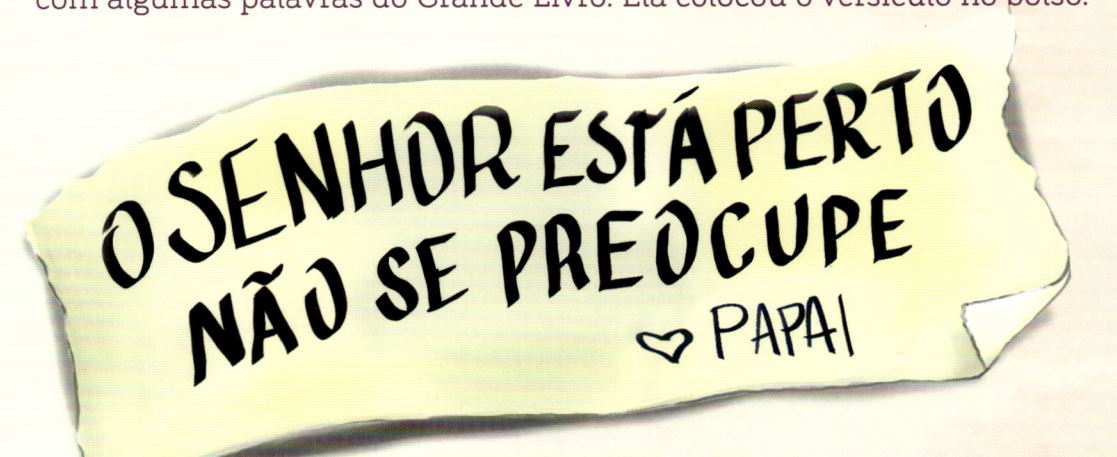

O SENHOR ESTÁ PERTO NÃO SE PREOCUPE ♥ PAPAI

Papai deu um beijo nela e lembrou-lhe:
— Pegue este papel e leia-o quando você sentir medo.

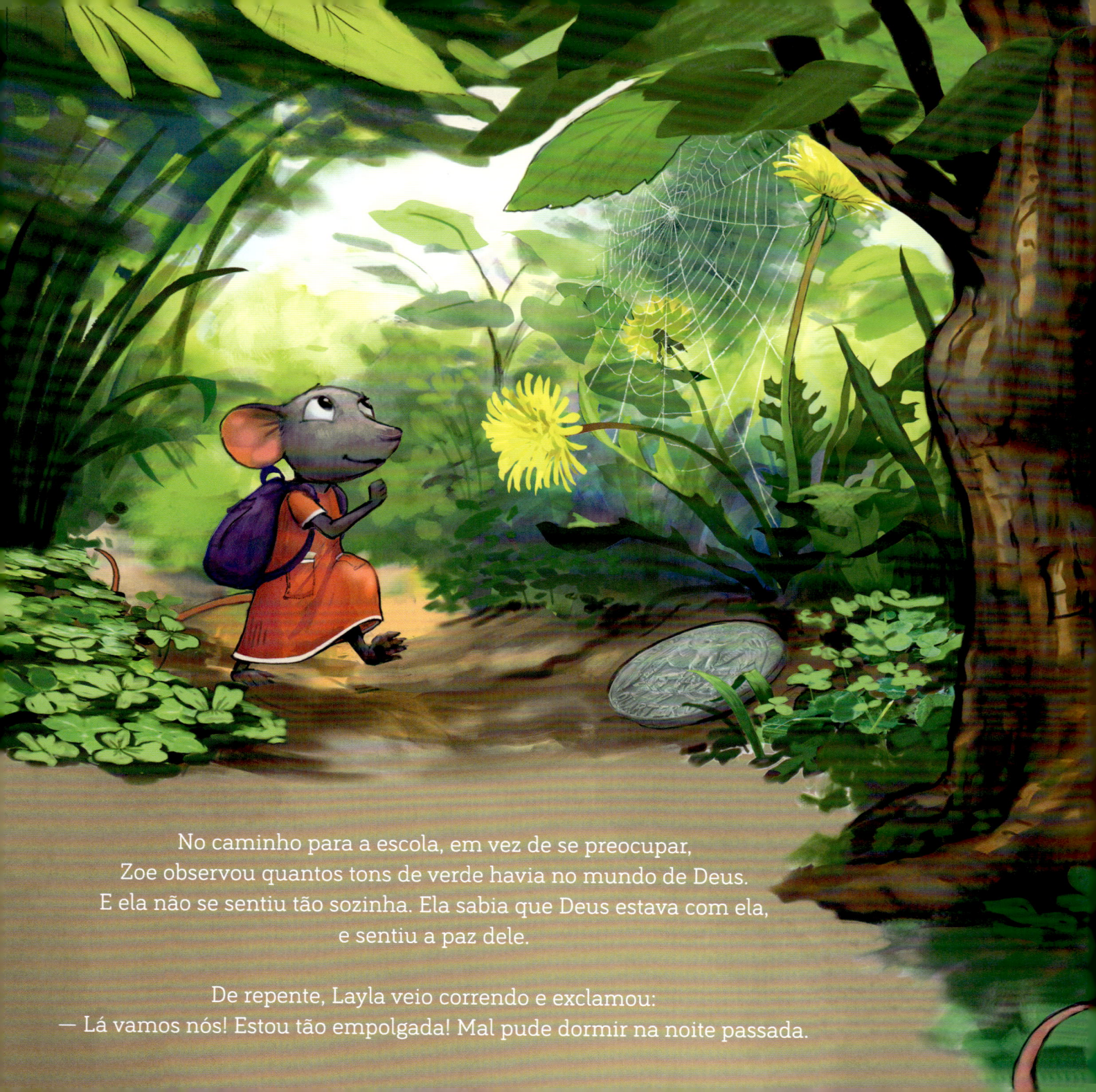

No caminho para a escola, em vez de se preocupar,
Zoe observou quantos tons de verde havia no mundo de Deus.
E ela não se sentiu tão sozinha. Ela sabia que Deus estava com ela,
e sentiu a paz dele.

De repente, Layla veio correndo e exclamou:
— Lá vamos nós! Estou tão empolgada! Mal pude dormir na noite passada.

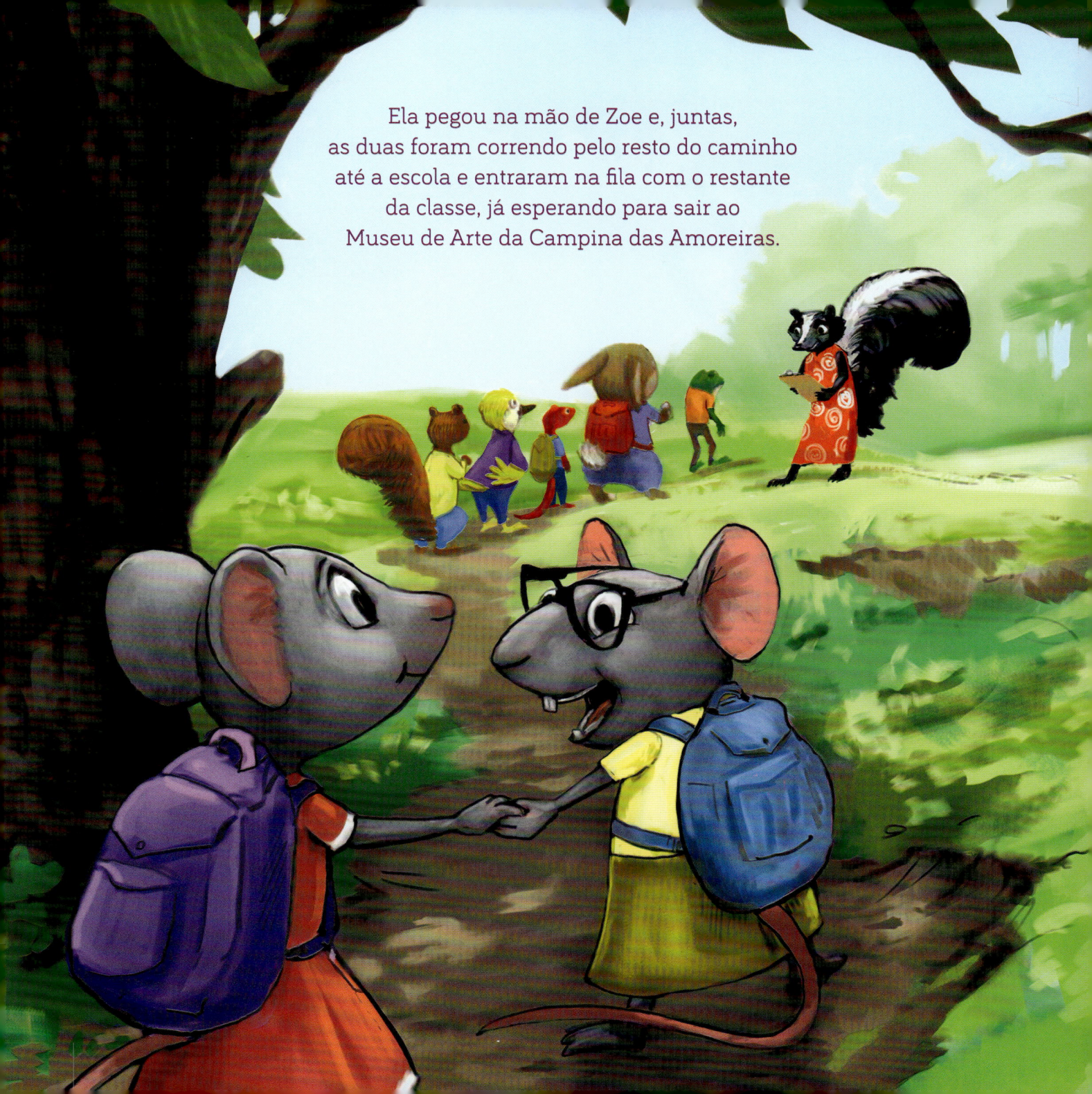

Ela pegou na mão de Zoe e, juntas,
as duas foram correndo pelo resto do caminho
até a escola e entraram na fila com o restante
da classe, já esperando para sair ao
Museu de Arte da Campina das Amoreiras.

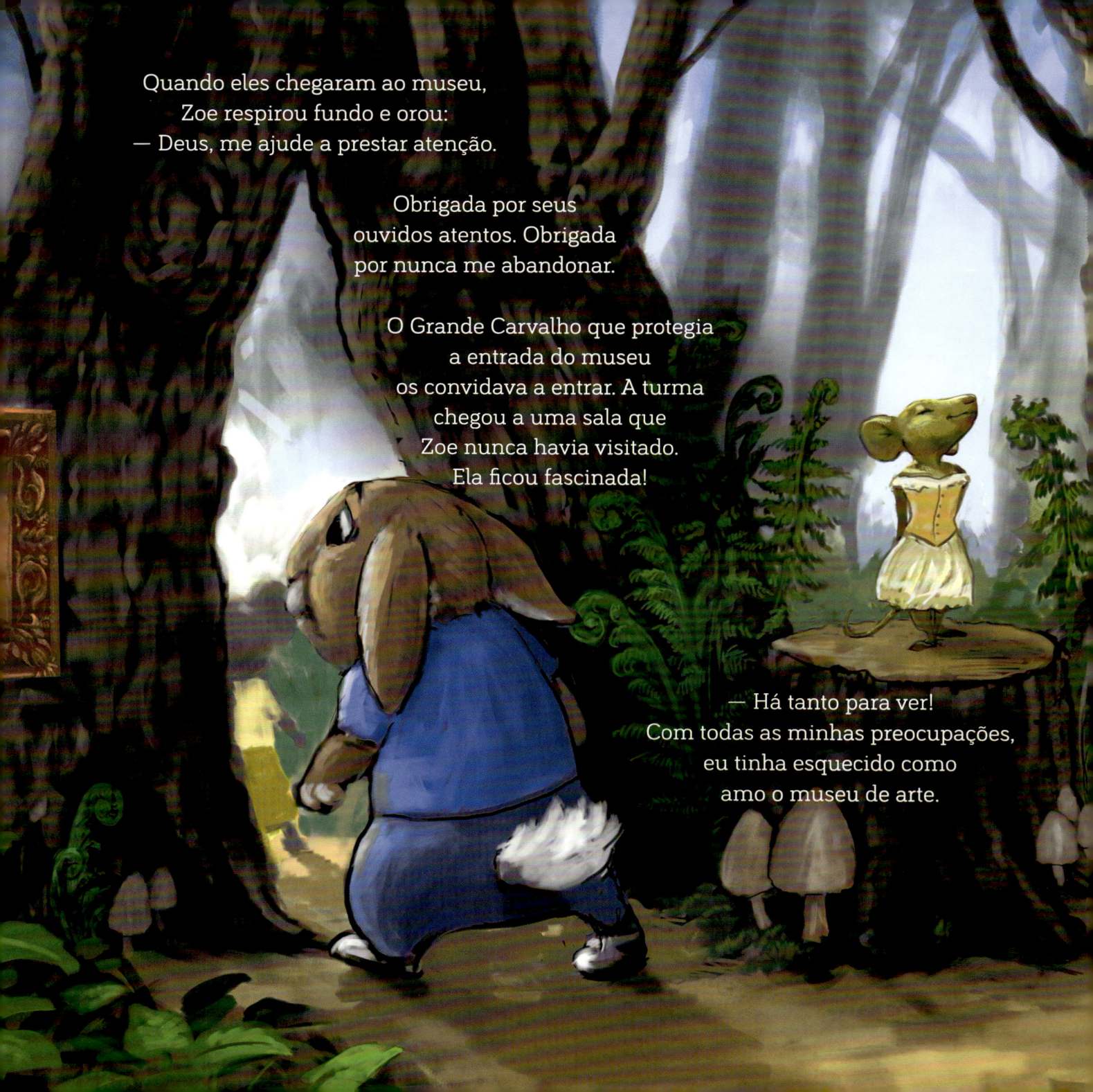

Quando eles chegaram ao museu,
Zoe respirou fundo e orou:
— Deus, me ajude a prestar atenção.

Obrigada por seus
ouvidos atentos. Obrigada
por nunca me abandonar.

O Grande Carvalho que protegia
a entrada do museu
os convidava a entrar. A turma
chegou a uma sala que
Zoe nunca havia visitado.
Ela ficou fascinada!

— Há tanto para ver!
Com todas as minhas preocupações,
eu tinha esquecido como
amo o museu de arte.

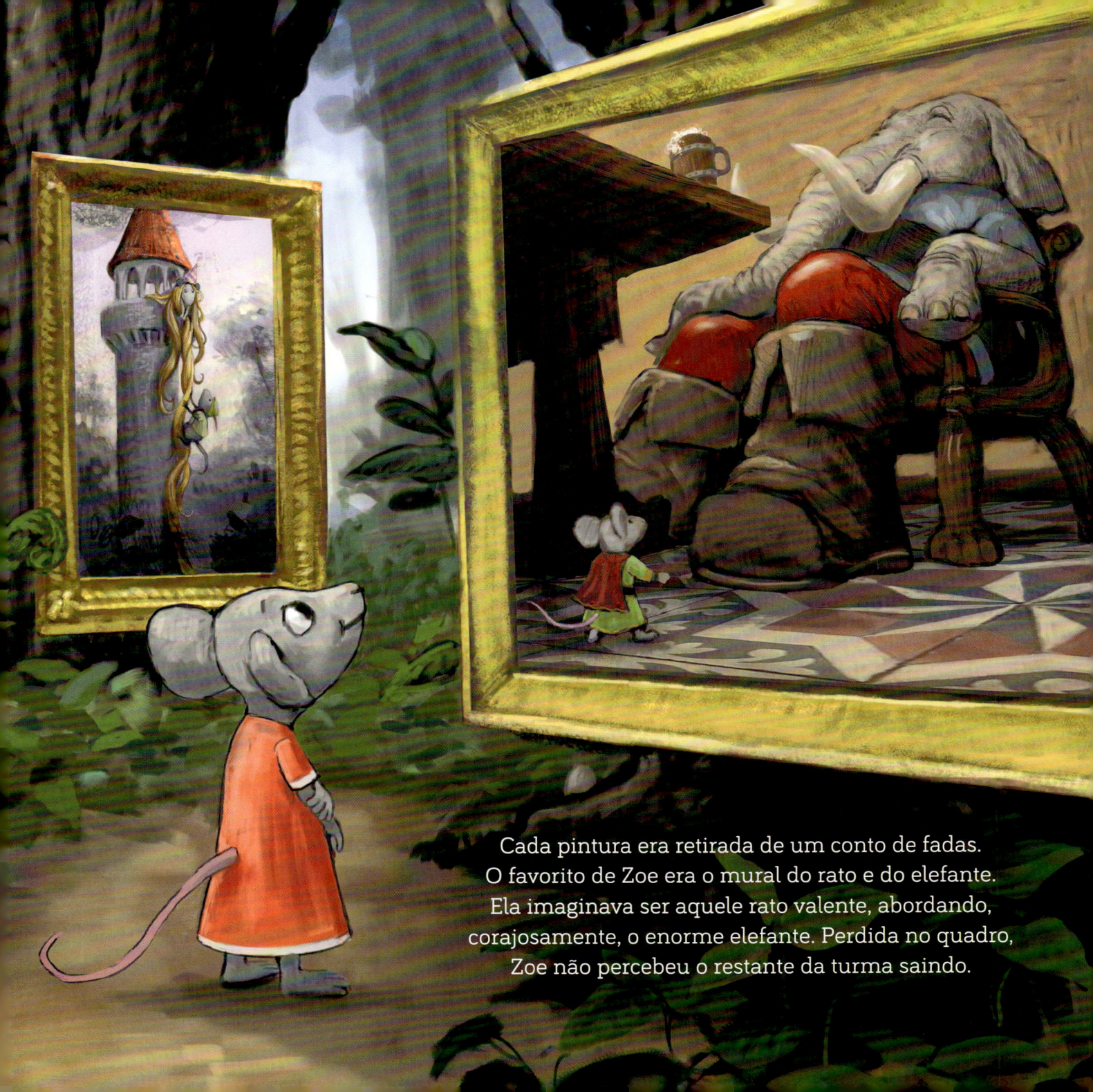

Cada pintura era retirada de um conto de fadas.
O favorito de Zoe era o mural do rato e do elefante.
Ela imaginava ser aquele rato valente, abordando,
corajosamente, o enorme elefante. Perdida no quadro,
Zoe não percebeu o restante da turma saindo.

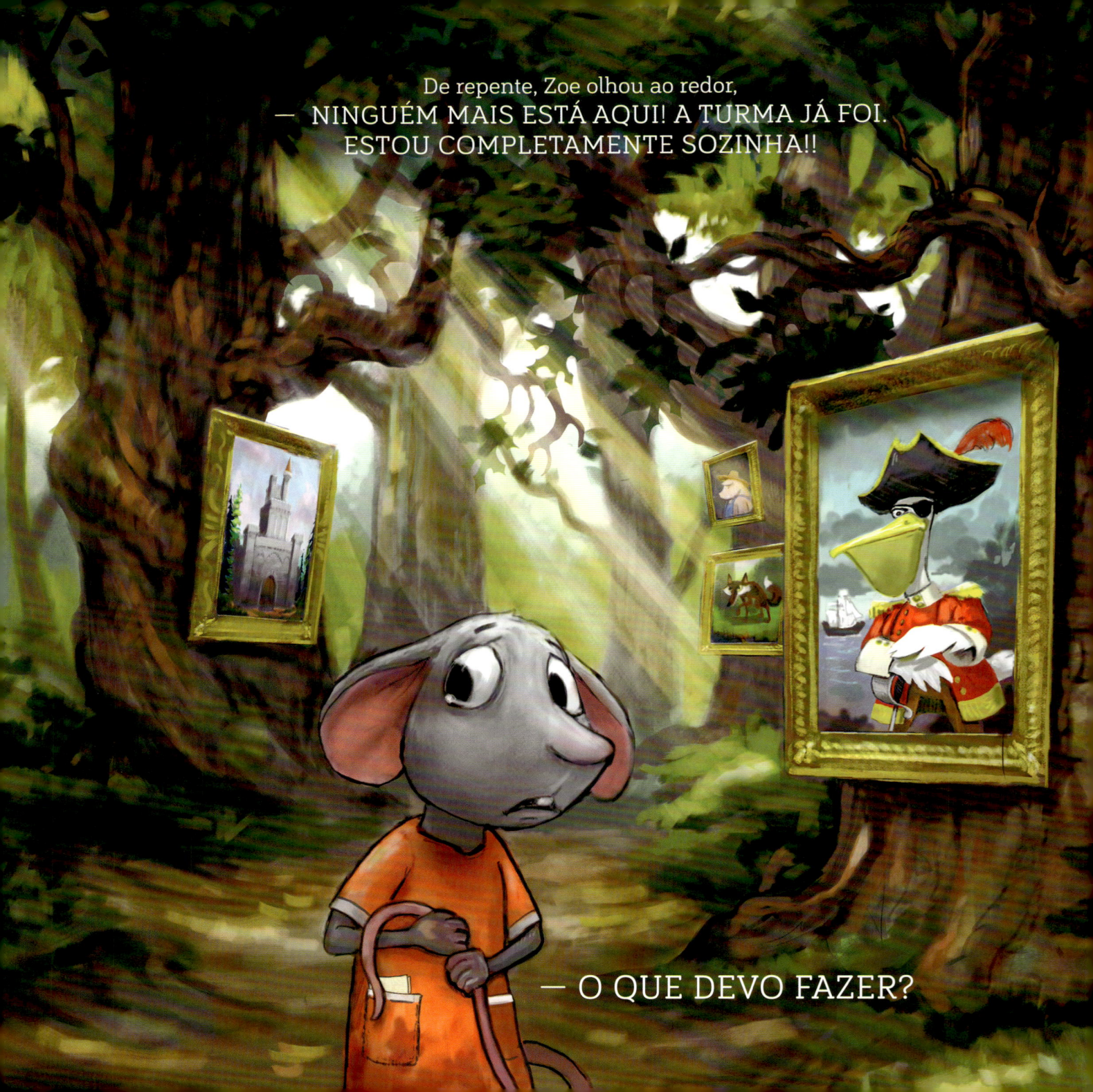

De repente, Zoe olhou ao redor,
— NINGUÉM MAIS ESTÁ AQUI! A TURMA JÁ FOI.
ESTOU COMPLETAMENTE SOZINHA!!

— O QUE DEVO FAZER?

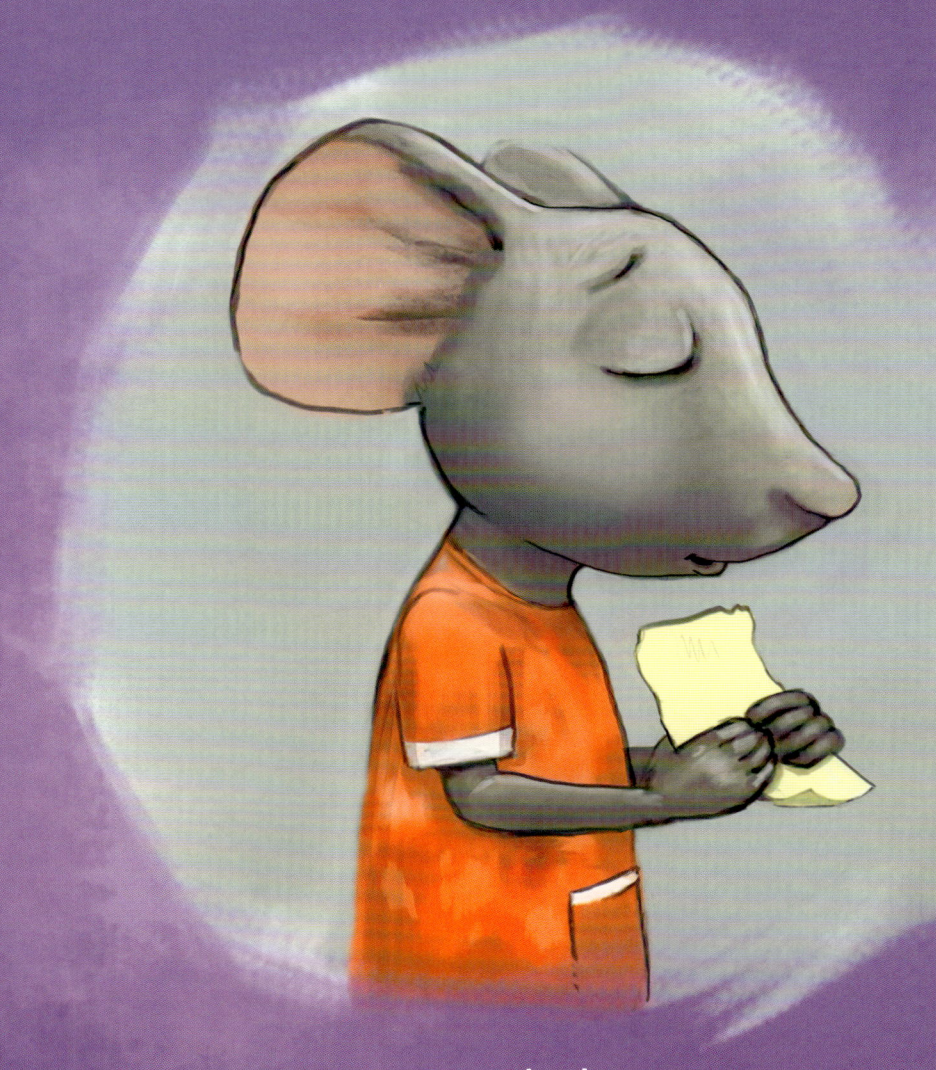

Zoe se lembrou.
Ela colocou a mão no bolso e puxou o bilhete.

"O SENHOR ESTÁ PERTO."

Zoe orou lá mesmo:
— Perdão por não prestar atenção.
Eu estou ouvindo, Senhor. Obrigada por estar perto. Por favor, me ajude a saber o que fazer.

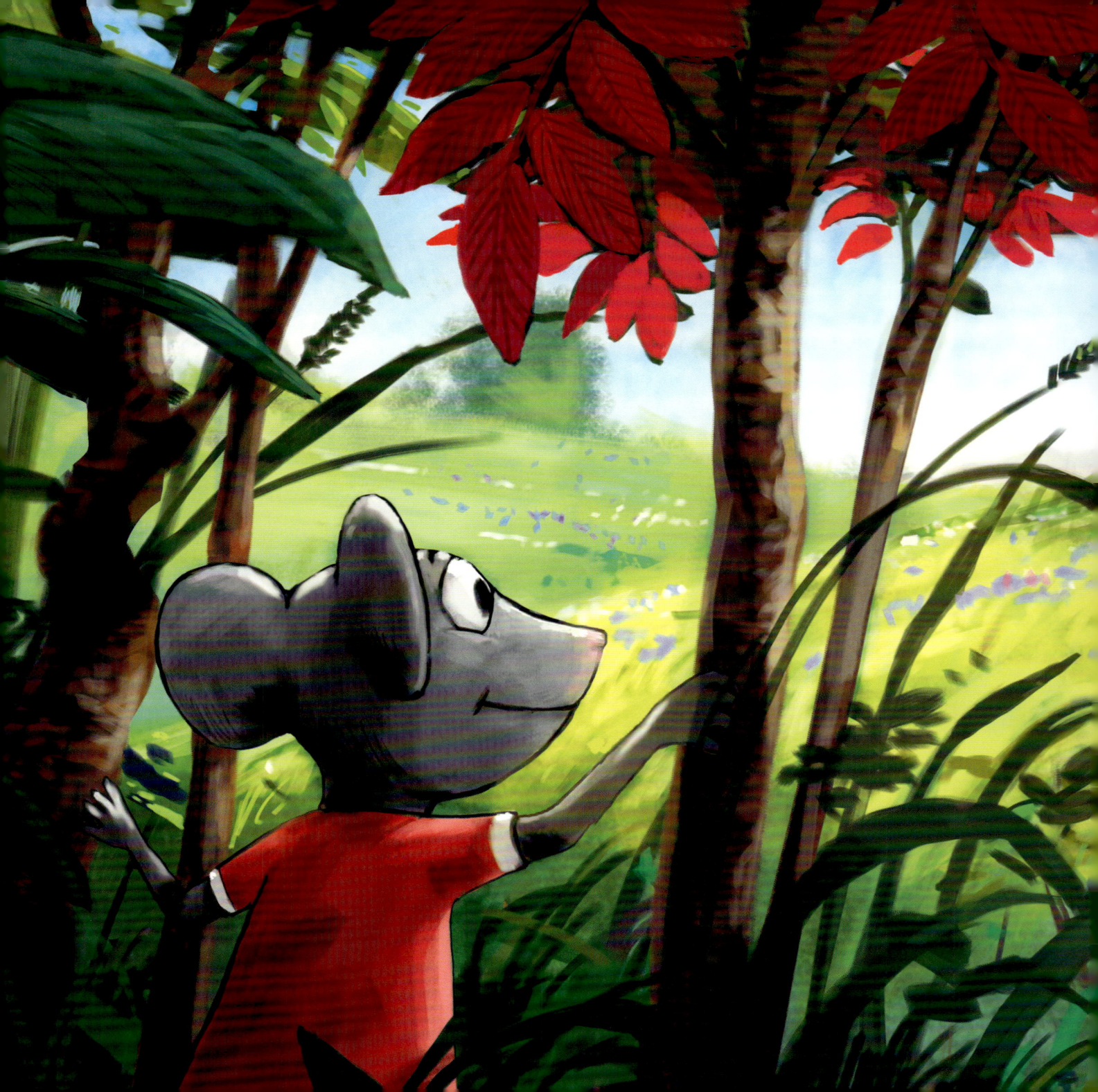

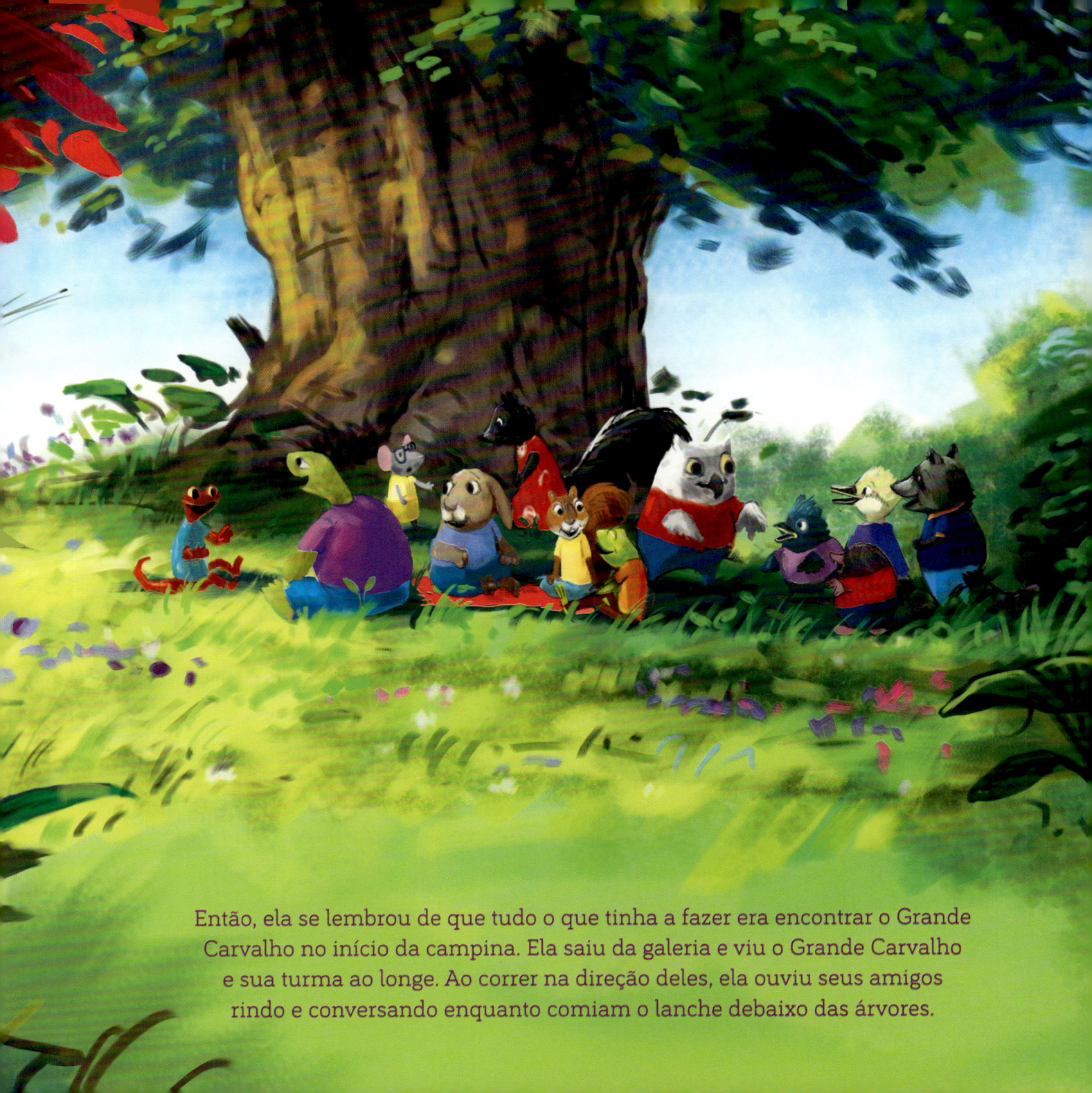

Então, ela se lembrou de que tudo o que tinha a fazer era encontrar o Grande Carvalho no início da campina. Ela saiu da galeria e viu o Grande Carvalho e sua turma ao longe. Ao correr na direção deles, ela ouviu seus amigos rindo e conversando enquanto comiam o lanche debaixo das árvores.

A senhorita Marluce a viu e exclamou:
— Zoe, aí está você!
Estou muito feliz por vê-la! Preciso fazer um trabalho melhor em manter você com a turma. Você está bem, minha querida?

— Sim, estou bem, obrigada
— respondeu Zoe.
Perdão por não acompanhar a senhora e a turma.
Estou aprendendo a ter ouvidos atentos.
E, senhorita Marluce, eu estou muito bem mesmo!
Estou aprendendo muito neste passeio!

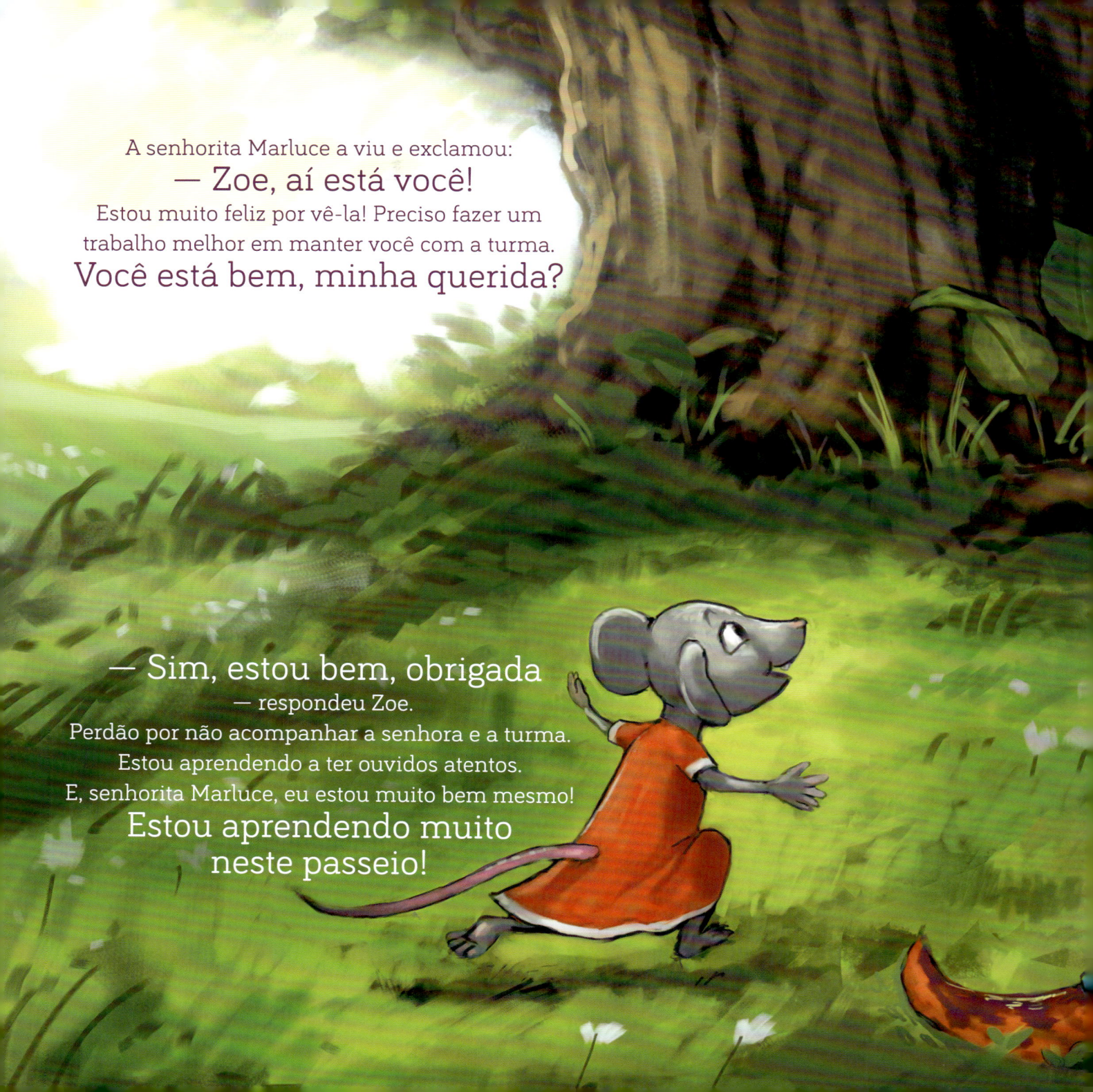

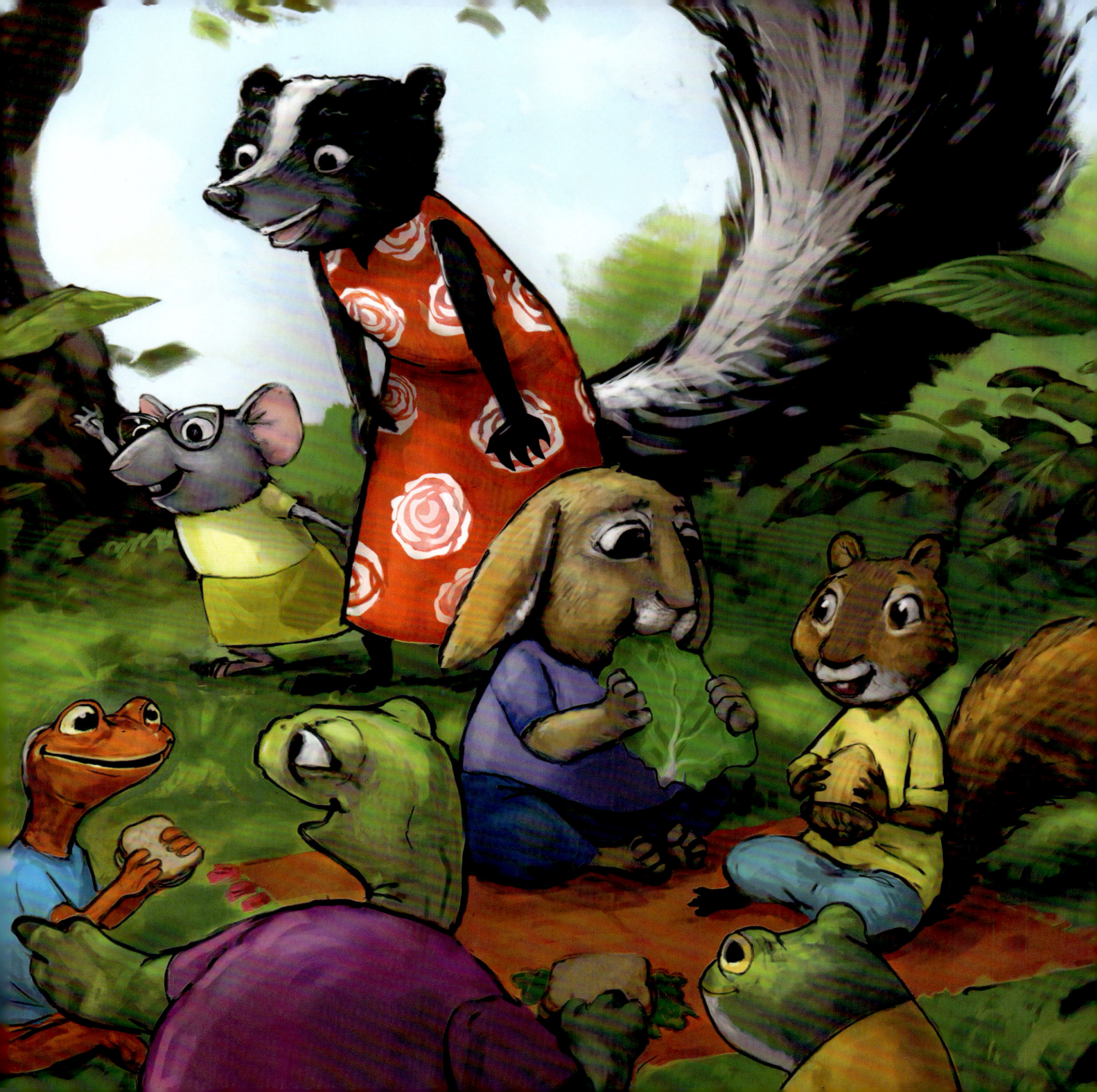

Ajudando seu filho ou sua filha em relação à ansiedade

A melhor maneira de ajudar seu filho ou sua filha é saber como Deus "nos conforta em toda a nossa tribulação, para podermos consolar os que estiverem em qualquer angústia" (2Co 1.4). Ao conversar com seu filho ou sua filha sobre ansiedade, peça ao Senhor para ensinar você também a confiar nele em um mundo de dificuldades. Então, você será capaz de compartilhar com seus filhos o conforto que receber dele. Aqui estão algumas coisas para se lembrar que trarão bem-estar a você e a seus filhos em meio ao temor e à ansiedade.

1. **Temos boas razões para ficar ansiosos e sentir medo.** O estresse e a ansiedade são problemas humanos universais. Vivemos em um mundo despedaçado, em que as coisas podem dar errado e dão errado. Sozinhos, não temos o poder para consertar os outros, o mundo à nossa volta ou a nós mesmos. Seus filhos talvez não sejam capazes de articular essas verdades, mas eles as sentem — assim como você. Jesus reconhece isso quando lembra aos seus discípulos (e a nós) que, neste mundo, teremos aflições (Jo 16.33).

2. **O mandamento mais frequente na Bíblia é "Não temas".** Deus conhece nossa tendência humana a ser temerosos e responde nos dizendo para não temermos. Essa não é uma ordem com uma advertência para não desobedecer (como os Dez Mandamentos). É uma ordem com promessas. Você pode lembrar e compartilhar com seus filhos essas promessas.

3. **O Senhor nos dá razões melhores para confiar nele.** Deus, em sua Palavra, nos dá razões (promessas) imperecíveis para responder aos problemas da vida com fé. Você pode aprender a lembrar que Deus está perto em meio aos problemas (Fp 4.5-6). Você pode aprender a lembrar que ele é nosso refúgio e nossa força, uma ajuda bem-presente nos tempos de dificuldade (Sl 46.1). Você pode ensinar seus filhos a se lembrar dessas coisas também.

4. **Ajude seus filhos a identificar a fonte da ansiedade.** A mãe de Zoe tinha "ouvidos atentos". Assim como Deus ouve nossos problemas, a mãe de Zoe ouviu sobre o que Zoe tinha medo e entendeu como ela queria lidar com seus temores.

5 **Lembre aos seus filhos que o Senhor tem ouvidos atentos.** Porque o Senhor está próximo, ele também está nos ouvindo. "Amo o Senhor porque ele ouve a minha voz" (Sl 116.1). Incentive seus filhos a dizer a Deus especificamente sobre os problemas que estão enchendo seus corações e mentes. Ore com eles e por eles.

6 **Lembre aos seus filhos que o Senhor está falando a eles sobre seus temores.** Pense com seus filhos sobre o que Deus diz a nós quando estamos ansiosos. Lembre aos seus filhos que Jesus está com eles e nunca os deixará (Hb 13.5). Talvez você tenha alguns versículos bíblicos favoritos dos quais poderão lembrar quando estiverem ansiosos. Aqui estão alguns dos meus:

> *Perto está o Senhor. Não andeis ansiosos de coisa alguma; em tudo, porém, sejam conhecidas, diante de Deus, as vossas petições, pela oração e pela súplica, com ações de graças. (Fp 4.5-6)*

> *Lançando sobre ele toda a vossa ansiedade, porque ele tem cuidado de vós. (1Pe 5.7)*

> *O Senhor te guardará de todo mal; guardará a tua alma. O Senhor guardará a tua saída e a tua entrada, desde agora e para sempre. (Sl 121.7-8)*

> *O Senhor é o meu pastor; nada me faltará. (Sl 23.1)*

7 **Procure maneiras específicas de ajudar seus filhos a se lembrar do que Deus lhes diz quando estão com medo.** Papai deu a Zoe um versículo para colocar em seu bolso — uma forma bem concreta para uma criança (e qualquer pessoa!) se lembrar da promessa de ajuda de Deus em meio às aflições. Você também pode usar bilhetes com versículos da Bíblia como um modo de auxiliar a si e aos seus filhos a se lembrar, quando estiverem ansiosos, de que o Senhor está perto. Ou pense em outras maneiras de ajudar. Talvez colocar uma promessa bíblica em algum lugar no qual toda a família veja ou até mesmo todos juntos memorizarem um salmo (os Salmos 23 e 121 são curtos e repletos de conforto para crianças e adultos preocupados).

8 **Observe o mundo de Deus com seus filhos.** Jesus nos incentiva a considerar a beleza dos lírios e o cuidado de Deus até mesmo pelos menores pássaros (Mt 6.25-33). Enquanto Zoe caminhava até a escola, percebeu o mundo de Deus ao seu redor. Quando estamos fora, no mundo de Deus, lembramos que Deus é maior do que nós e que cuida de nós.

9 **Incentive seus filhos a dizer "me perdoe" a Deus e a outras pessoas quando isso se fizer necessário.** Zoe tinha dificuldade para ouvir. E, quando ela não ouvia, sentia-se perdida. Ela precisava dizer "me perdoe" à senhorita Marluce. Deus é fiel para perdoar todos que dizem "me perdoe" (1Jo 1.9). Lembre aos seus filhos que pedir e receber perdão é apenas uma parte habitual da vida como filhos de Deus.

10 **Estimule seus filhos a dar um pequeno passo de fé e amor.** Para Zoe, isso significava ir ao passeio no museu, embora ela estivesse com medo. Há alguma pequena coisa construtiva que você possa encorajar seus filhos a fazer hoje?